U0941544

口腔健康
“殆”“颌”美美

杨健　廖岚　主编

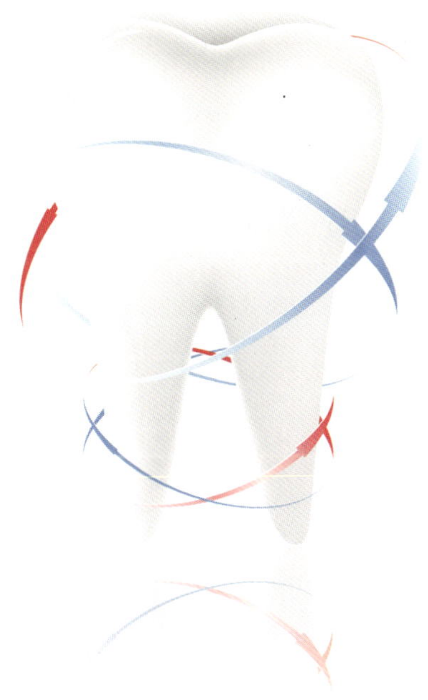

江西科学技术出版社

江西·南昌

图书在版编目（CIP）数据

口腔健康"秴""颌"美美 / 杨健, 廖岚主编. --
南昌 : 江西科学技术出版社, 2023.9
ISBN978-7-5390-8552-4

Ⅰ. ①口… Ⅱ. ①杨… ②廖… Ⅲ. ①口腔－保健
Ⅳ. ①R78

中国国家版本馆CIP数据核字(2023)第049855号

国际互联网（Internet）地址：
http://www.jxkjcbs.com
选题序号：**KX2023049**

口腔健康"秴""颌"美美
KOUQIANG JIANKANG "HE" "HE" MEIMEI
杨健　廖岚　主编

出版发行	江西科学技术出版社
社址	南昌市蓼洲街2号附1号 邮编：330009　电话：（0791）86623491　86639342（传真）
印刷	湖北金港彩印有限公司
经销	全国新华书店
开本	889 mm × 1194 mm　1/32
字数	131千字
印张	7.5
版次	2023年9月第1版
印次	2023年9月第1次印刷
书号	ISBN978-7-5390-8552-4
定价	48.00元

赣版权登字-03-2023-96

编委会

主编

杨　健，南昌大学附属口腔医院牙体牙髓科，主任医师

廖　岚，南昌大学附属口腔医院修复科，主任医师

编委

陈美华，南昌大学附属口腔医院，高级统计师

王予江，南昌大学附属口腔医院口腔颌面外科，主任医师

严晓兰，南昌大学附属口腔医院，副教授

李志华，南昌大学附属口腔医院口腔正畸科，主任医师

欧晓艳，南昌大学附属口腔医院口腔预防科，主任医师

赵　豫，南昌大学附属口腔医院口腔颌面外科，主任医师

徐　戎，南昌大学附属口腔医院，副教授

郑治国，南昌大学附属口腔医院牙体牙髓科，主任医师

叶　芳，南昌大学附属口腔医院牙周科，主任医师

宗娟娟，南昌大学附属口腔医院黏膜牙周科，主任医师

陈林林，南昌大学附属口腔医院口腔颌面外科，主任医师

曾利伟，南昌大学附属口腔医院修复一科，主任医师

连文伟，南昌大学附属口腔医院修复二科，主任医师

伍　军，南昌大学附属口腔医院口腔正畸一科，主任医师

葛红珊，南昌大学附属口腔医院口腔正畸二科，主任医师

熊　伟，南昌大学附属口腔医院口腔预防科，主任医师

黄　彦，南昌大学附属口腔医院儿童口腔科，主任医师

吴润发，南昌大学附属口腔医院种植科，主任医师

戴　群，南昌大学附属口腔医院综合科，主任医师

石连水，南昌大学附属口腔医院颞下颌关节科，主任医师

曾昭源，南昌大学附属口腔医院口腔颌面外科，主任医师

习伟宏，南昌大学附属口腔医院口腔颌面外科，主任医师

陈蔚华，南昌大学附属口腔医院病理科，主任医师

占莉琳，南昌大学附属口腔医院，主任护师

编者

冷 飞	卢晓鹂	罗 浩	程 绘	黄文青	朱艳玲
史 彦	杨娟霞	王思青	罗 玉	邹小炎	胡婷婷
吴武超	陈 霞	金幼红	杨明姬	张停停	李欣燕
黄美珍	雷振革	吴平凡	郭凌燕	李 羽	肖 寅
曹永庆	朱志农	吴兴胜	时子文	周五超	程家龙
曾永发	张 鹏	杨 瑛	张 林	欧阳少波	邹 妍
彭凯辉	周子瑜	焦纪兰	李霄夏	江 辉	胡道勇
王夏衡	张显华	段志坚	黄 忞	徐衍喆	桑 婷
石 慧	徐珮琼	唐 镇	程鑫燚	刘 汾	郑 莹
罗 俊	廖正宇	童 菲	彭梦霞	彭诗芸	钟 恬
王秋伟	祝雪芳	辛 悦	慈向科	闻健琼	黄若瑜
钟建平	汪 熙	熊晨溪			

统稿

陈尚文，南昌大学附属口腔医院，副研究员

序言

“乳牙反正要换，不用管它”“牙齿疼拔掉就好了”“看牙不用拍片子”“洗牙会让牙缝变大”“人老了牙齿自然会掉”……这些在老百姓眼里习以为常的看法，在口腔专业医生眼里是一个又一个可能导致口腔疾病不可逆转的陷阱。

口腔健康是人们身心健康的重要标志。口腔疾病是影响人们健康的常见病、多发病，它不仅影响口腔的咀嚼、发音等生理功能，还与脑卒中、心脏病、糖尿病、消化系统疾病等密切相关。

习近平总书记指出：“要把人民健康放在优先发展战略地位，努力全方位全周期保障人民健康。”

口腔健康是全身健康的重要组成部分，是人体健康十大标准之一。世界卫生组织口腔健康标准是：牙齿清洁、无龋洞、无疼痛感、牙龈颜色正常、无出血现象。

如何让老百姓走出认识的误区，怎样让他们接受系统科学的口腔健康科普常识，是口腔专业医生的重要职责。

南昌大学附属口腔医院在治病防病的同时，于2019年编写出版《口腔健康从“齿”开始》科普书。该书涵盖儿童期、青少年期、中老年期各类口腔健康科普知识，为大众普及0~60岁各年龄段口腔疾病预防等健康知识。该书斩获第33届华东地区科技出版社优秀科技图书二等奖，入选国家新闻出版署《2020年农家书屋重点出版物推荐目录》。

口腔专业医生认为，口腔疾病防治并不难，做到早期发现、早期治疗、定期检查、终身维护这四点即可。但知易行难，因此口腔医生有两句话常挂在嘴边：一是应重视口腔健康和日常保健；二是一旦有恙应尽快接受专业医生的诊治。

本书为该院知名专家结合多年临床工作经验的力作，全面介绍各类口腔疾病的预防和保健知识。目的是让广大百姓“知信行”，从知晓口腔健康科普知识，到信任口腔专业医生的话语，之后在日常生活中付诸实践。

希望专家们今后能为广大读者提供更多有益的知识，让大家关注口腔健康，提高生活质量，共享美好生活。

中国工程院院士、南昌大学口腔医学院名誉院长

張志愿

二〇二二年五月

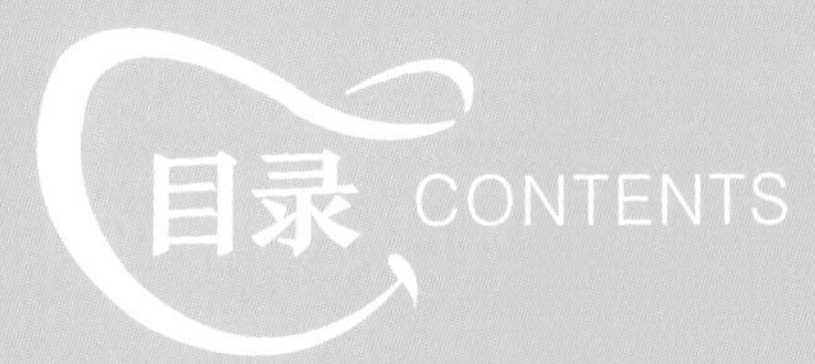

第一章　口腔内科篇 / 1

牙体牙髓病/3

牙周病/23

口腔黏膜病/42

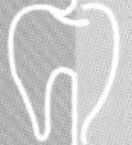

第二章　口腔颌面外科篇 / 55

口腔颌面部肿瘤/57

口腔颌面部畸形/68

颞下颌关节病/79

牙及牙槽外科病/93

第三章 口腔修复篇 / 103

牙缺损修复/105

牙缺失修复/128

种植修复/143

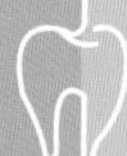

第四章 口腔正畸篇 / 153

牙齿矫正基础知识/155

牙齿矫正常用的矫治技术/168

牙齿矫治管理/181

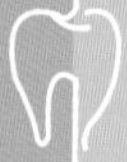

第五章 儿童口腔及口腔疾病预防篇 / 197

儿童口腔疾病/199

口腔疾病预防/210

第一章

口腔内科篇

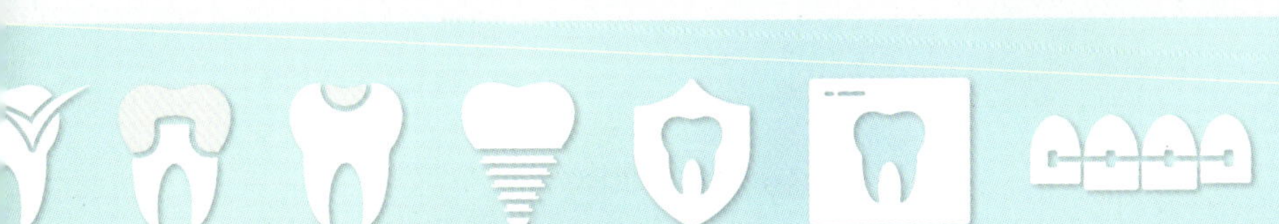

牙体牙髓病

全面出击，避免虫牙侵袭

龋病，俗称虫牙，是一种细菌导致的口腔慢性、侵袭性疾病，严重的时候会发展成为牙髓疾病，引起神经性疼痛，甚至会引起牙槽骨和颌骨的病变。据报道，我国成人和老年人龋病患病率（龋患率）分别为88.1%和98.4%。在我国第四次口腔健康流行病学调查中，12岁儿童恒牙龋患率为34.5%，5岁儿童乳牙龋患率为70.9%。由此可见，虫牙是一种在各个年龄段都有着极高发病率的疾病。那在生活中，我们如何做才能尽可能避免虫牙的侵袭呢？现在就来教大家几招。

第一招：勤刷牙，有效刷牙。既然虫牙是一种细菌性的疾病，在疾病的发生和发展过程中必然有细菌的参与。细菌的繁殖与产酸，都是通过食物附着在牙齿上形成牙菌斑来实现的。我们通过早晚正确地刷牙，可以把牙齿上大部分菌斑除去，这样就可以尽可能地避免虫牙的发生。

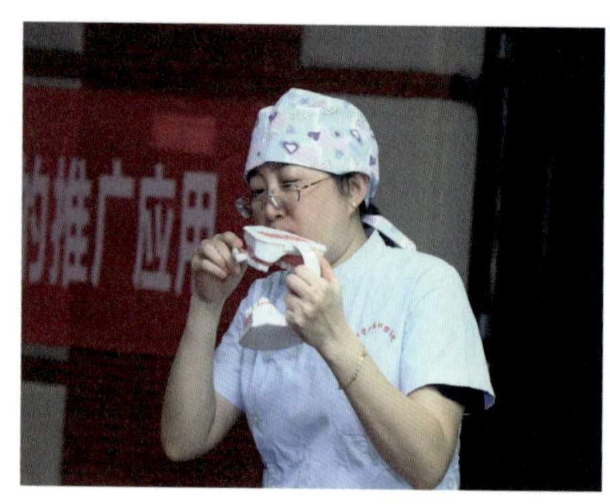

第二招：选用合适的含氟牙膏。因为含氟牙膏里面的氟化物是可以保护牙齿的，它可以帮助牙齿抵御由细菌和糖生成的酸性物质，防止龋病。含氟牙膏虽好，但也不是适合所有的人群。4岁以下的儿童吞咽功能没有发育完全，需要在家长的监督下使用对应的儿童低氟或无氟牙膏。此外，高氟地区的人群也没有必要使用含氟牙膏。

第三招：在刷牙之前，先用牙线清理牙缝。虫牙的罪魁祸首就是牙菌斑，我们尽可能地清除牙菌斑，就可最大限度避免虫牙的发生。但单纯依靠刷牙只能清除口腔内约65%的牙菌斑，剩下的牙菌斑则在牙齿邻接面（牙缝）、部分牙龈缘下方，以及牙齿排列不齐造成的死角里藏着。牙线作为最有效地清除邻面牙菌斑的工具，能有效地清洁牙刷毛所达不到的邻面间隙位置。

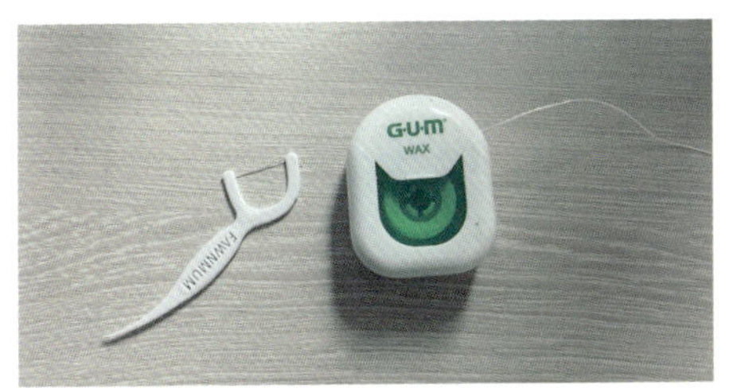

第四招：定期到医院进行检查。虫牙是一种慢性疾病，发展过程比较缓慢。每年到专业的医疗机构进行口腔检查，可了解口腔及牙齿的健康状况，发现一些隐患，及时加以处理，以免之后造成更大的危害。

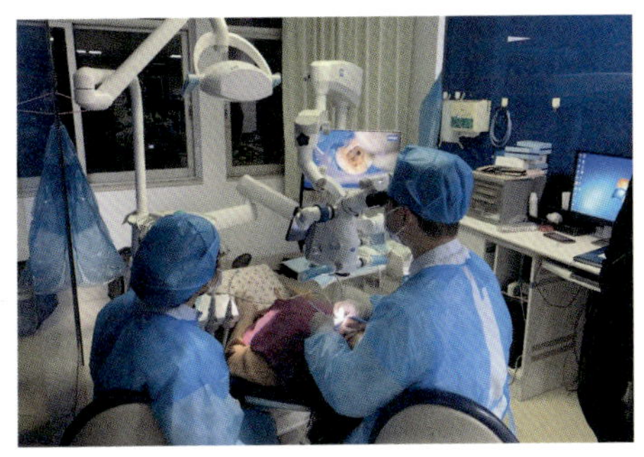

掌握好这几招，就基本上避免龋齿的困扰了。

防微杜渐，龋病早发现早治疗

你有检查过自己的牙齿吗？有没有发现牙齿上有黑色的沟线、洞，或牙齿缺损？这是龋齿吗？我们该怎么办呢？

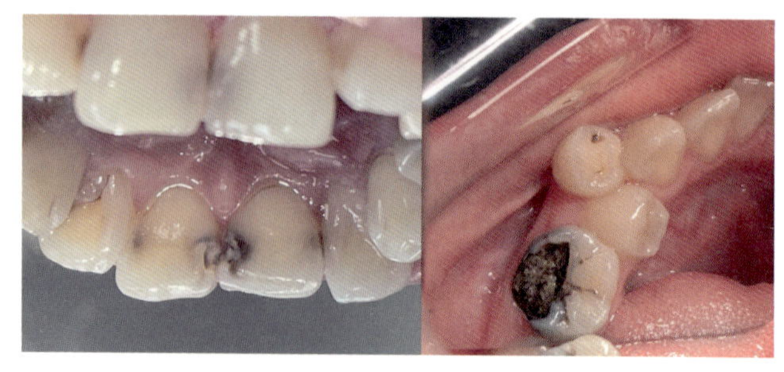

什么是龋病

龋病是口腔最常见的疾病之一。通俗地说，就是牙齿上出现了小洞大洞，甚至大面积的牙体缺损。如果没有引起足够的重视，会引发更多令人头疼的后续问题。所谓小洞不补，大洞吃苦。一旦发现一定要尽早治疗。

为什么会有龋病

引起龋病的罪魁祸首是细菌。牙齿表面存在大量的细菌，它们形成群落，我们称之为“牙菌斑”。进食后，尤其是甜食，致病菌分解糖分产生酸，酸会破坏我们的牙齿，龋洞就形成了。

龋病能预防吗

在日常生活中，我们要摄入适当的营养，少吃零食及含糖类食物；保持良好的口腔卫生习惯，早晚刷牙，正确使用牙线、牙缝刷；给牙齿局部涂氟，牙齿咀嚼面进行窝沟封闭等。这些都能减少患龋病的风险。

得了龋病会痛吗

得了龋病不一定都会痛。龋病按深浅可分为浅龋、中龋和深龋。早期浅龋仅仅累及牙釉质，浅表的破坏可能是黑色的窝沟或者很小的龋洞，也可以仅仅为白色的斑块，这时患者无明显不适感；中龋指龋坏已发展至牙本质浅层，这时会有明显龋洞形成，遇到冷刺激会有一过性敏感不适，吃点甜食会有酸痛；而深龋是破坏到了牙本质深层，这时患牙会有明显的冷热刺激酸痛，龋洞破坏面积大，食物掉进去会有明显的疼痛。

得了龋病怎么办

一旦发现牙齿有龋坏，一定要尽早到医院检查，千万别等牙齿疼了再去。医生在检查牙齿后确诊为龋病，会进行龋坏清理，去除龋坏组织并进行填充，一般一次性就可以补完，并且费用不高，补完后牙齿也不会有什么明显不适。

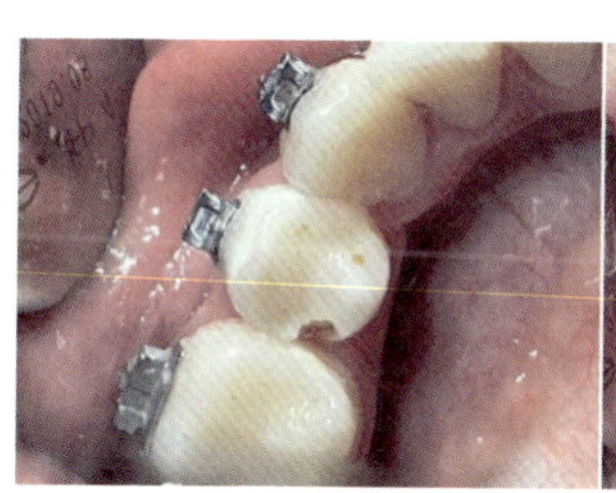

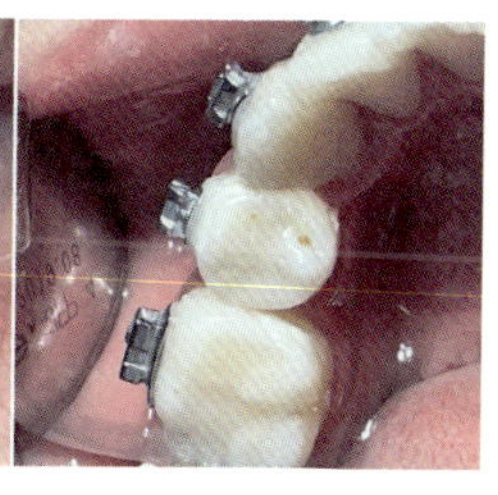

龋病没有及时治疗会怎么样

深龋若没有及时得到治疗，继续发展下去就会累及牙神经和根尖周组织，这时疼痛就会加剧，龋病情况也变得复杂，甚至需要做根管治疗，也就是我们常说的“杀神经”。这项治疗需要多次，费用也增加许多。

“小洞不补，大洞吃苦”。建议每半年至一年到医院去检查一次。对于龋病，我们一定要防微杜渐，早发现早治疗，牙有洞赶紧去医院。

春江水暖“牙”先知

生活中，我们时常会听到有人说：“我不能喝冰水，喝了牙疼。”“我刷牙要用温水，太冰或太烫的都不行。”“我吸口冷风牙就疼。”可见牙齿对于温度的感知是比较敏感的，如果您的牙齿对于温度变化会产生较为强烈的疼痛感，那您就需要注意了，牙髓炎可能已经找上门来了。

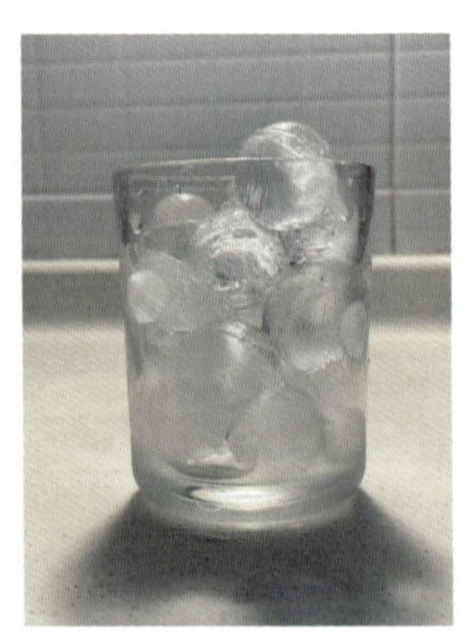

牙髓炎的发病原因主要为牙髓感染，通常由龋病（虫牙）导致。牙齿由外部的硬组织和内部的牙髓软组织构成，

如果龋齿等硬组织的病变没有得到有效地控制及治疗，感染入侵牙髓组织，就可能引发牙髓炎。还有就是，如果牙髓受到急性的物理损伤、化学刺激，比如意外事故后牙冠折断造成的牙髓暴露、手术切割牙体组织导致过度产热、充填材料的化学刺激等，也可导致牙髓炎。另外，重度牙周疾病患者，由于牙周袋内的细菌通过牙齿根尖孔侵入牙髓，可引发牙髓的逆行性感染，导致牙髓炎。

牙髓炎的早期特征性表现

自发性阵发性疼痛：在未受到任何外界刺激的情况下突然发生剧烈的自发性尖锐的疼痛，疾病早期疼痛持续时间较短，可能一天两三次，每次持续数分钟。而疾病晚期，疼痛的时间持续加长，可持续数小时甚至一天，严重的还会出现搏动性的跳痛。

夜间疼痛：疼痛往往在夜间发作，或者夜间加重，患者常常无法入眠或者从睡眠中疼醒。

温度刺激加剧疼痛：冷、热刺激可激发或者加重疼痛，在疾病晚期也可能出现热刺激引起剧烈的疼痛，冷刺激可缓解。患者常常携带凉水瓶或者口含凉水前来就诊。

疼痛不能定位：疼痛发作时，患者大多数时候不能明确指出患牙的位置所在，疼痛呈放射性，通常牵涉同侧头部或面部。

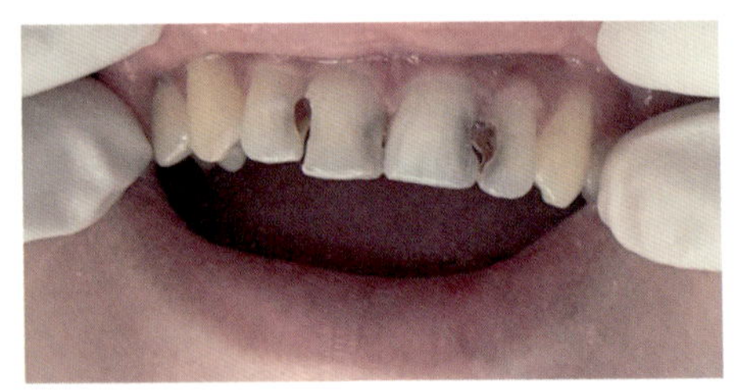

如果出现牙髓炎的症状，一定要及时到正规的医院进行治疗。如果无法立即就医，可服用消炎药物或者止痛药暂时缓解疼痛。治疗牙髓炎需进行根管治疗，也就是大家平时所说的“杀牙神经”。一般患牙髓炎的患者需要即刻减轻疼痛，因此应急处理是初次治疗时必不可少的措施。一般医生会在局部麻醉下摘除牙髓或者去除大部分牙髓，引流出炎症渗出物，缓解牙髓腔内的压力，患牙疼痛感即可减轻。

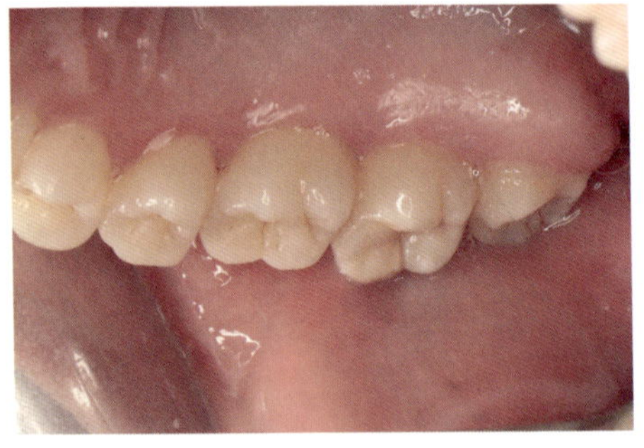

对牙髓炎的预防，我们应做到以下几点：

做到早晚刷牙，掌握正确的刷牙方法，使用牙线，饭后漱口，及时清理残留在口腔内的食物残渣。

定期检查口腔，一般建议每半年至一年到正规医院检查一次。

早期的龋病及时治疗，防止其进一步破坏至牙髓组织。

只有维护口腔卫生，定期进行口腔检查，发现问题及时处理，才可有效避免牙髓炎的发生。

牙齿有了大豁口怎么办

每至夏冬时节，经常有患者就诊咨询，“我每天都刷牙三次，一次都不落下，也没见有黑色蛀牙，为什么我的牙吸口凉气都酸得要流泪呢？”为什么频繁刷牙还会让一些人的牙“弱不禁风”呢？那很可能是遭受了楔状缺损的“袭击”。

什么是楔状缺损

楔状缺损是牙靠近牙龈交界区的硬组织发生缓慢消耗所致的缺损，由于这种缺损常呈口大底小的木楔子形状。楔状缺损常累及数颗牙，嘴角区附近的牙容易出现，一般双侧牙对称出现。

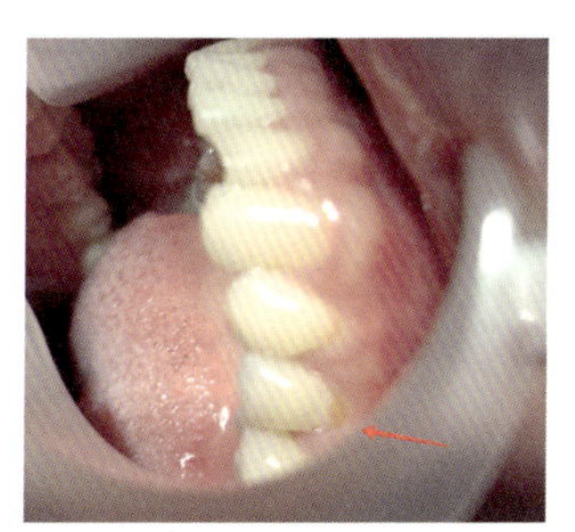

什么样的原因会造成楔状缺损

内在因素：牙靠近牙龈交界区的牙颈部釉牙骨质界处的结构比较薄弱，坚硬的牙釉质覆盖最少，易被磨去，又是咀嚼时应力集中的部位，所以易发生缺损。

外在因素：长期横向刷牙或用过硬牙刷或刷牙过猛导

致。大多数人对刷牙都存在误区，认为经常刷了，就刷好牙了。其实，只有正确的刷牙方法才能预防牙病，而错误的刷牙方式是我们牙齿的“慢性杀手”。部分胃疾病患者或是经常有反酸现象的患者也易发生缺损。

楔状缺损会造成怎样的不适

浅程度缺损：可有轻度的冷热酸甜刺激敏感症状。

中程度缺损：遇到冷热酸甜刺激时会有明显的不适甚至激发疼痛。

深程度缺损：可能导致牙神经组织暴露，出现自发性疼痛的牙髓病、根尖周病，甚至导致牙横向折断。

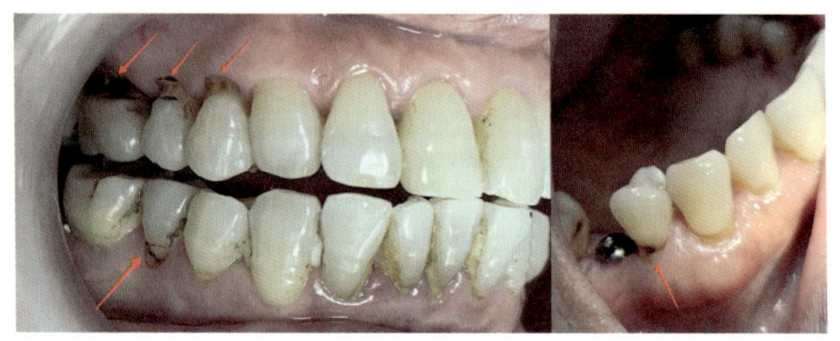

对于这样的“慢性杀手”我们该怎么预防

减少牙应力过度集中：消除高耸的牙尖、锐利的边缘。

正确刷牙：小朋友可选用圆弧形的刷牙方式，成年人选用巴氏刷牙法，选用刷毛软硬度适中的牙刷，每1~3个月更换一次。

注意饮食：避免摄取大量酸性食物。有胃肠疾病或反酸现象的患者应积极治疗相关疾病。

戒除不良习惯：避免咬异物、硬物的不良习惯。

如果出现了楔状缺损也不用焦虑，医生会采取相应的治疗方法：

缺损少、症状不明显的可不作处理或进行简单充填。

缺损不明显却有明显过敏症状的可做脱敏治疗。

缺损较深未达牙神经组织的可做充填修复。

缺损深达牙神经组织、有牙髓感染或根尖周病时，应做根管治疗。

已经牙齿横折的可在根管治疗完成后做桩核冠修复。

你为自己的牙做好保暖了吗

大家有没有吃雪糕、喝冷饮的时候突然感到酸软难耐，冬天吸口凉风也觉得“牙倒了”的经历呢？如果有，你可能已经出现牙敏感的症状了！

牙敏感又叫牙本质过敏症，是指牙在受到外界刺激，如温度（冷热）、化学物质（酸甜）或机械作用（摩擦）等引起的酸痛症状，去除刺激后马上消失，时间短暂。牙敏感并不是一种独立的疾病，而是很多牙体疾病共有的症状。

牙齿为什么会出现敏感的情况呢？简单来说，牙齿由牙髓、牙本质、牙釉质、牙骨质组成。来自牙髓的神经末梢广泛分布在牙本质中，一旦牙釉质或牙骨质的完整性遭到破坏，牙本质暴露出来，牙髓就开始对外界刺激敏感起来，就像人冬天穿少了衣服，感觉到寒冷一样。

让我们看看什么情况容易出现牙敏感吧。

牙齿磨损：经常咬硬物，或者有夜磨牙习惯等容易使外表的牙釉质磨损；而长期不正确的刷牙方式，也可能导致牙齿颈部的磨损。

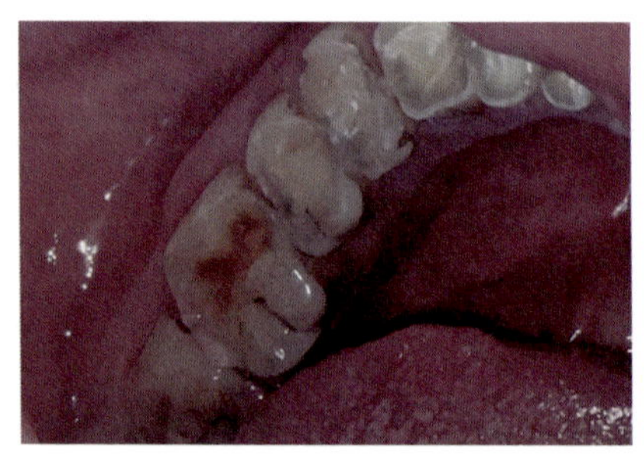

牙齿磨损

牙龈萎缩：长期的牙周炎会导致牙龈萎缩，牙颈部暴露出来，牙颈部的区域通常牙釉质很薄或者没有覆盖，因此也会出现敏感的症状。

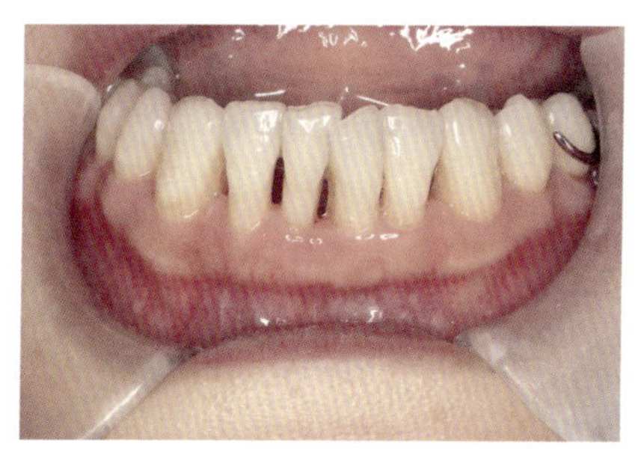

牙龈萎缩，牙根暴露

龋齿：牙齿出现龋坏，破坏了牙釉质和牙本质，牙齿也同样会出现牙本质敏感。

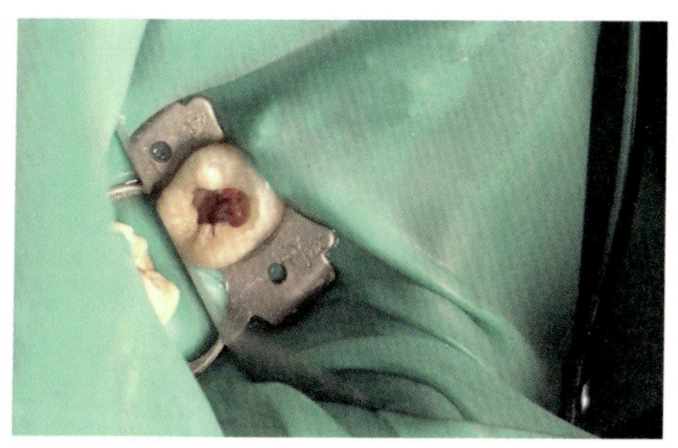

龋坏

一旦出现牙本质过敏，要及时去医院治疗。如果是龋齿、楔状缺损等引起的过敏，通过治疗症状很快就可消除；如果是牙齿磨耗、牙根暴露等引起的牙齿过敏，根治就有一定的难度，容易复发。

牙神经已经杀死了，为何牙还会痛

临床上经常有患者会问，我以前杀过牙神经了，不是没有牙神经牙齿就没有感觉了吗？为什么牙齿还会痛呢？这类患者通常都是因为牙痛到医院做了根管治疗的第一次治疗，即所谓的“杀神经”，疼痛缓解后就没有再继续完成后续的治疗。一段时间之后，牙齿又出现了疼痛，所以患者朋友们就会产生这样的疑问，牙神经杀死了为何牙还会疼呢？

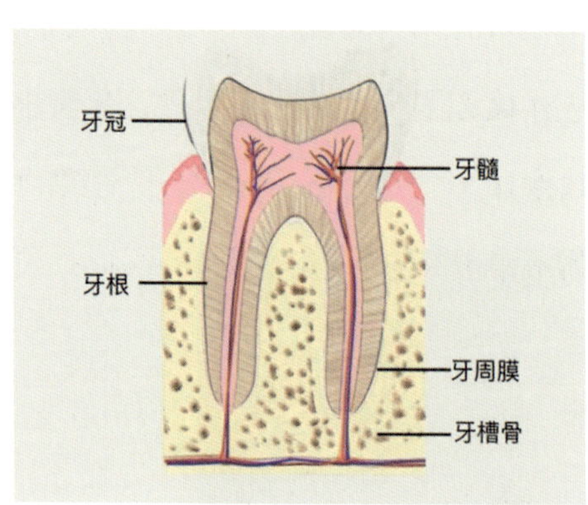

要解答这个疑惑，我们先来了解一下牙齿的结构。牙齿包括暴露在口腔中的牙冠和包埋在牙槽骨中的牙根，牙齿内部有牙髓腔，髓腔内的疏松结缔组织称为牙髓，也就是我们常说的“牙神经”。牙根外侧有牙周膜包绕，牙周膜内分布有触觉感受器和疼痛感受器，前者可传导压力和轻微接触牙体的外部刺激，而后者可传导痛觉。当根尖周组织（包括牙骨质、牙周膜、牙槽骨）发生炎症时，由于炎症介质的释放，血管的扩张和局部组织压力的增加，患者可以感受到痛觉。

简而言之，当牙髓感染发炎，患者会有冷热刺激痛或自发痛的症状，通过“杀神经”治疗是可以消除疼痛症状的，但如果没有完成后续治疗，任由炎症继续向牙根发展，引起根尖周炎，那么又会引起疼痛。同理，有些患者牙髓发炎之后，并没有到医院就诊，一段时间后牙齿渐渐不痛了，但是再过一段时间牙齿又会重新痛起来，原理是一样的，牙髓感染持续一段时间后牙髓逐渐坏死，这时疼痛缓解，当感染继续向根方发展波及根尖周组织导致根尖周炎则又会引起疼痛不适。

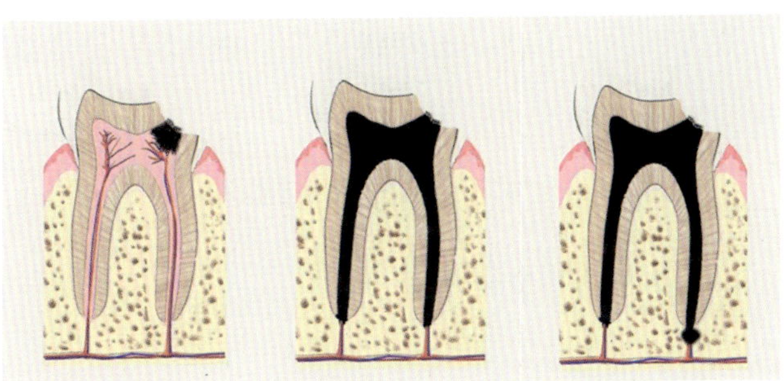

根尖周炎包括急性根尖周炎和慢性根尖周炎。急性根尖周炎疼痛明显，主要表现为咬合痛和叩痛，若继续发展形成急性根尖周脓肿，则可能出现自发性、剧烈持续的跳痛，牙齿有浮起感，且相应根尖处黏膜可有不同程度的发红、肿胀及压痛。慢性根尖周炎则一般没有明显的自觉症状，有的患者可在咀嚼时有不适感或叩诊不适，也有的发现牙龈起脓包而就诊，拍摄X线片通常可见根尖区牙槽骨吸收。急性根尖周炎未经彻底治疗可迁延成慢性根尖周炎，慢性根尖周炎也可因宿主免疫力低下等原因而急性发作。

根尖周炎患牙通过完善的根管治疗，可保存患牙继续行使功能，根尖病变得到愈合。根管治疗是采用专用的器械和方法对根管进行清理、成形，再使用有效的药物对根管进行消毒灭菌，最后严密填塞根管，使感染得以控制。根尖周炎根管治疗成功率在90%左右，如果失败，也可考虑通过显微根尖手术治疗来尝试保存患牙。

因此，患者朋友们切勿以为发炎的牙齿只要简单的“杀神经”就万事大吉了，一定要完成后续的治疗，避免炎症迁延不愈反复发作。

“潜伏得很好”的牙隐裂怎么处理

医生，我明明没有蛀牙，怎么喝冷水也痛，咬到也好痛，有时候什么都没干也会痛呢？

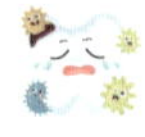

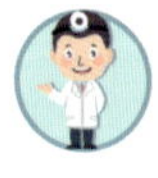

经过我们专业的检查，牙齿确实没有龋坏，但是牙齿有隐裂，是隐裂导致的牙痛。

医生，什么是隐裂牙呢？还能治吗？

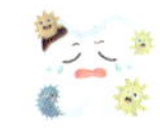

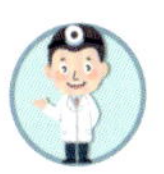

让我慢慢跟你解释……

牙隐裂是指发生在牙冠表面细小的、不易发现的、非生理性的裂纹。

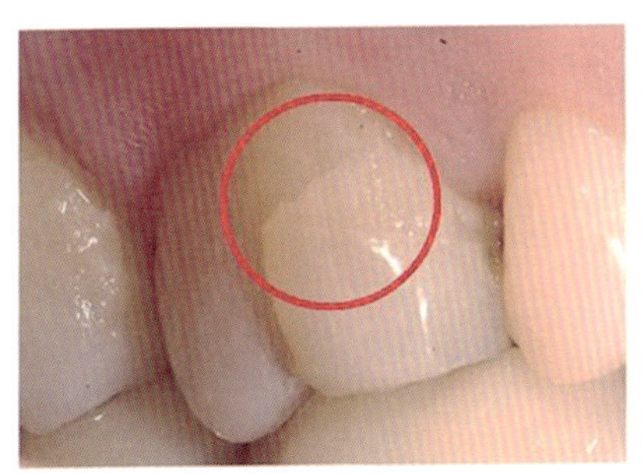

病因

内因	牙齿发育不良
	牙齿老化，磨耗过多
外因	外力撞击
	爱咬硬物，夜磨牙
	患牙曾充填或根管治疗等

为什么充填过的牙或者做过根管治疗的牙容易隐裂呢?

牙齿龋坏较浅时，充填治疗也就是“补牙”，要磨掉龋坏组织，使得牙齿本身的刚性降低。

如果放任蛀牙不管，龋坏越来越深，波及牙神经，就只能根管治疗将牙神经“杀死”。牙神经给牙齿提供营养，没有了牙神经，牙齿就比正常牙脆。因此，牙容易隐裂。

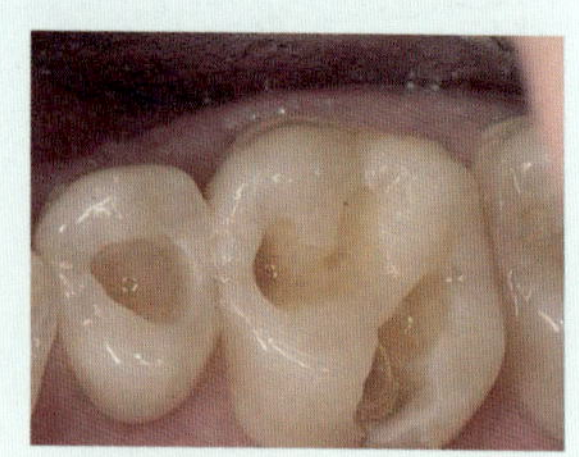

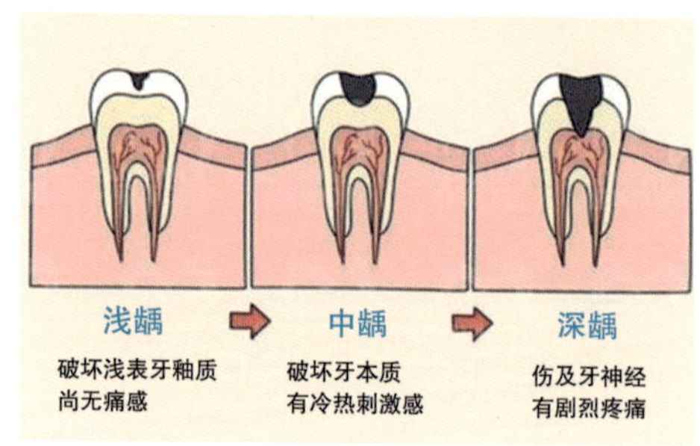

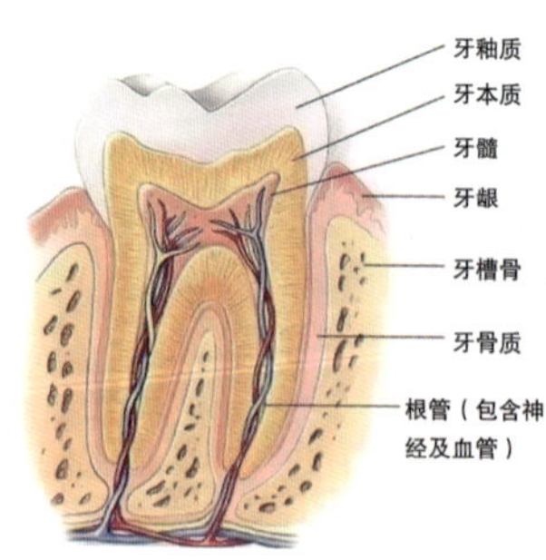

症状

根据牙裂的位置和深度，牙隐裂有不同的症状和体征。

裂纹深度较浅时，未波及牙髓，此时可能无症状或症状较轻，因此很难发现，容易错过最佳治疗时间。

裂纹深到牙髓腔时，细菌导致牙髓发炎甚至坏死，此时有冷热刺激痛、咬合疼痛、自发痛。

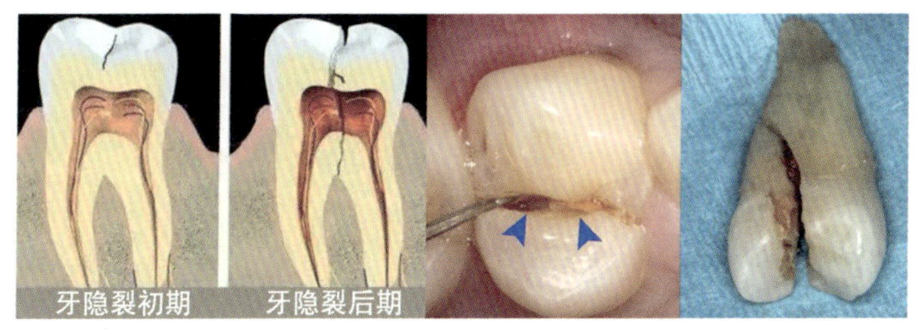

裂纹进一步向牙根进展，甚至可能导致牙折裂。

治疗

牙隐裂的治疗需要根据裂纹范围、深度和剩余牙体组织情况以及牙髓、根尖周和牙周状态综合考虑。

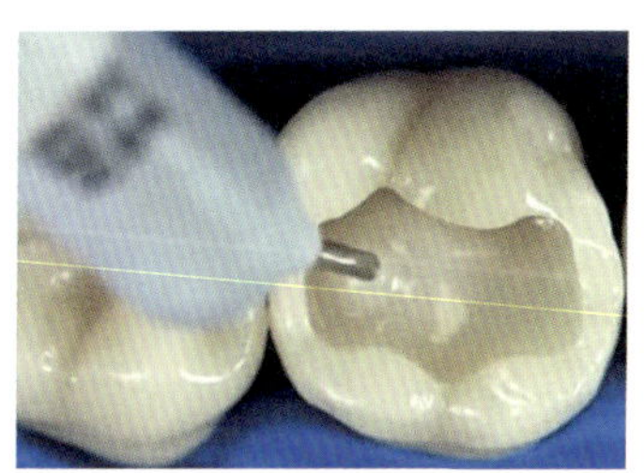

对因治疗：降低咬合，防止裂纹加深。

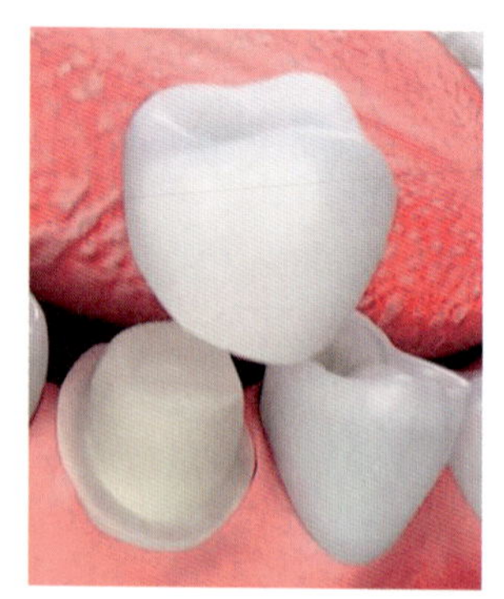

对症治疗：裂纹浅，无牙髓症状，通常可直接用光固化树脂修复。裂纹深，有牙髓症状，根管治疗后，行全冠修复。

若患牙因隐裂纹劈裂，视劈裂情况选择手术治疗保存牙齿或者直接拔除。

预后

有研究称，牙隐裂经根管治疗后牙齿的5年健康率是84%。对于个人而言，隐裂纹宽度通常小于18μm，在显微镜下放大16倍才能看到，裂纹的深度和部位通常看不到，所以隐裂牙的预后存在极强的不确定性。因此，需要患者与医生之间充分沟通理解。

总之，隐裂牙要早发现、早诊断、早治疗，才能提高疗效。

牙周病

牙周病危害大，更可怕的是你得了还不知道

生活中您有没有碰到过这些现象：经常刷牙出血，甚至吃苹果时，苹果上还会有带血的牙印子；牙龈退缩越来越厉害，牙缝也变得越来越大，不仅吃酸的、甜的食物会感觉牙齿不舒服，更加恼人的是吃饭特别容易塞牙；有时总有身边的人提醒您口腔有异味，甚至严重影响了您的社交，去综合医院做了各项身体检查却没有任何问题；再严重一点的就是牙齿比以前松动，变得摇摇欲坠，前面的门牙还会往外飘……

以上症状您是不是习以为常？很多人觉得这些问题不痛不痒，又或者以为是“上火”，吃点消炎药就好。事实上这些症状都在提示您的口腔可能已经出现了牙周疾病。那什么

是牙周病呢？又是什么原因引起的呢？牙周病通常都有哪些临床表现呢？下面一一解答。

牙周病指发生在牙齿支持组织（牙龈、牙周膜、牙槽骨和牙骨质）的各种疾病，类似树和土壤的关系，牙周病主要是针对牙齿周围“土壤”的疾病。牙周病是一种慢性感染性疾病，主要由细菌感染引起。牙周病主要分为牙龈炎和牙周炎两大类。牙龈炎仅仅影响牙龈，不会引起牙槽骨的吸收；而牙周炎会破坏骨组织，牙齿失去支撑导致牙齿松动甚至脱落。如果牙龈炎没有得到及时治疗，炎症向深层扩散到牙周膜、牙槽骨和牙骨质便会发展为牙周炎。一旦形成了牙周炎，这种破坏就像水土流失，是不可逆的。

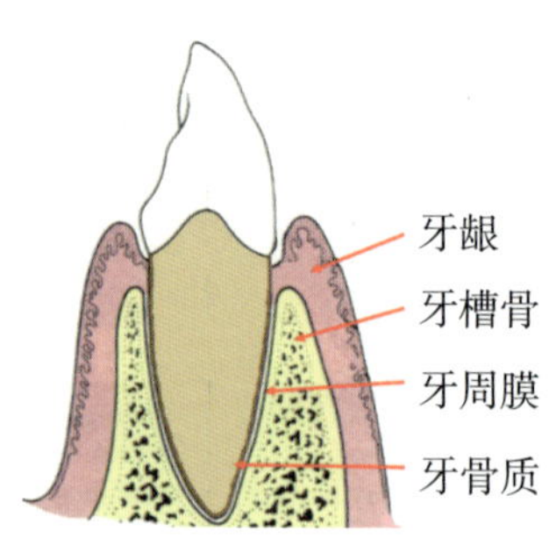

牙周炎早期大多没有明显的症状，往往表现为牙龈出血，很多人以为是“上火”因而容易被忽视。但之所以牙龈会出血是因为牙龈受到了细菌的感染发生了炎症反应，牙龈内的血管就会扩张和充血，牙龈变得异常脆弱，一受到刺激便会出血。那些让牙龈发炎的细菌主要是以牙菌斑的形式存在，它们特别的“黏牙”，附着在牙面上很难被祛除，时间久了牙菌斑钙化成牙结石，就更加牢固地黏附在牙齿上。细菌不停地“侵蚀”牙周支持组织，于是牙龈变得红肿且质地松软。

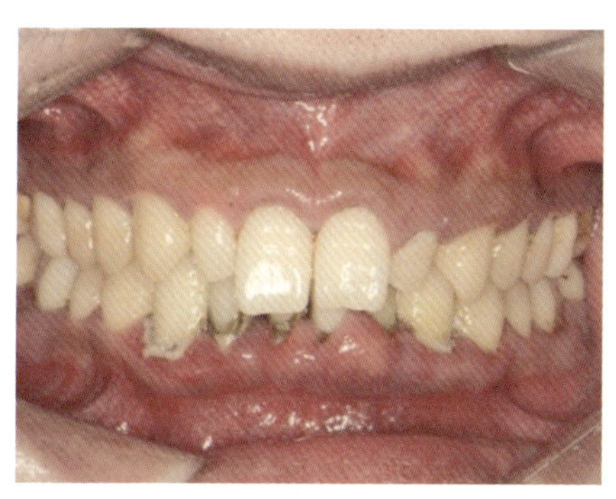

牙周支持组织一旦受到破坏，牙周病就开始了。牙龈的退缩和牙槽骨的破坏会导致牙缝变大，随之而来的就是食物嵌塞和口腔异味的发生。牙周炎进一步发展到晚期阶段，由于牙周组织被破坏，牙周袋内的渗液引流不畅会形成牙周脓肿，此外由于牙槽骨吸收加重，支持牙齿力量不足，继而出现牙齿松动、移位等现象，最终导致牙齿松动脱落。

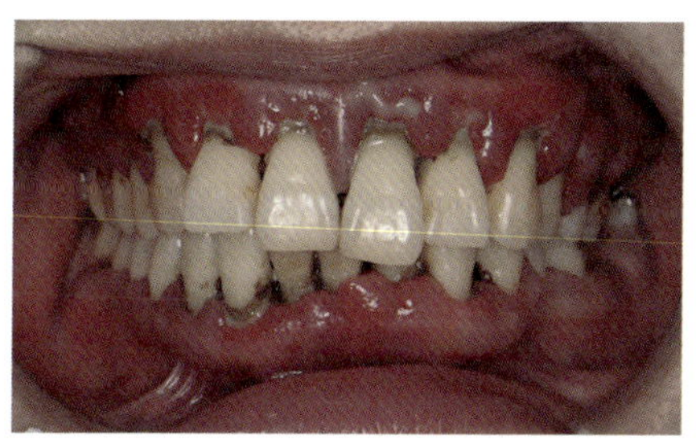

牙周病是引起成年人牙齿丧失的主要原因。第四次全国口腔健康流行病学调查结果显示，我国牙周病患病率非常

高，成人各年龄组的牙周健康率不足10%。此外，牙周疾病也和我们的全身疾病密切相关。牙周病的危害十分大，我们应该从现在开始，认识牙周疾病，重视牙周疾病，从你我做起，从日常做起，防患于未然。

牙周炎来了，如何守护我们的口腔健康

牙周炎的预后与病变严重程度有关，因此牙周炎患有应注重早期就诊和及时治疗。那么一旦我们的口腔出现了牙周炎，我们需要进行怎样的系统性治疗呢？平时应该怎样守护我们的口腔健康呢？

牙周炎的治疗阶段

第一阶段是基础治疗。这是牙周病常规的治疗方法——去除病因、消除炎症，包括口腔卫生宣教、龈上洁治术、龈下刮治术、牙体牙髓治疗、咬合调整、药物治疗、拔除治疗效果不佳的患牙等。下面我们主要介绍龈上洁治术和龈下刮治术。

洗牙，专业名称为龈上洁治术，是指用专门的洁治器械去除牙龈上方的牙石、菌斑和色素，并磨光牙面。洁牙一般分为超声波洁治、喷砂洁治、手工洁治三种，最常用的为超声波洁治。

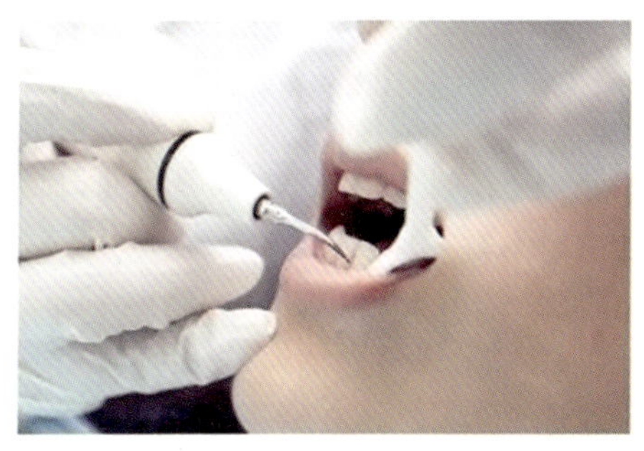

牙周医生口中所谓的“深刮”，专业术语为龈下刮治术，指的是用比较精细的龈下刮治器刮除位于牙龈下方即牙周袋内根面上的牙石和菌斑。“洗牙”后如果还存在龈下牙石等，自然就需要“深刮”来帮忙才能彻底清洁。龈下刮治过程中可能会有轻微不适感，必要时在局麻下进行。

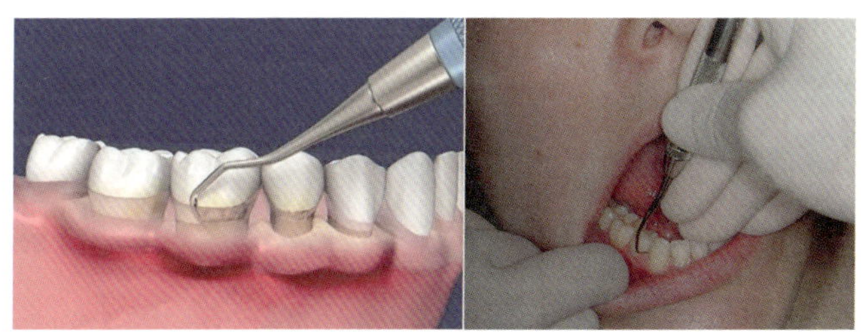

第二阶段是牙周手术治疗。牙周炎发展到一定阶段时，仅采用基础治疗难以取得较好疗效，必要时需通过牙周手术才能保持牙周组织健康。常见牙周手术包括牙龈切除术、牙周翻瓣术、引导性组织再生术等。

第三阶段是修复治疗阶段。一般在牙周手术2~3个月后开始进行。此时牙龈的外形和龈缘的位置已基本稳定，可进行永久固定修复或可摘式义齿修复，必要时可同时固定松动牙。

第四阶段是牙周维护治疗。牙周维护治疗是正规的牙周系统性治疗计划中不可缺少的部分，是牙周疗效得以长期保持的先决条件。牙周炎患者需根据病情每3个月至半年进行定期维护治疗。

牙周维护治疗的内容

更新病史：有无新出现的症状，既往症状有无缓解等。

口腔检查：与之前检查对比，明确疾病控制情况。

根据检查结果制订相应治疗计划，强化菌斑控制。

必要的治疗：龈上洁治、龈下刮治、牙周手术等。

调整维护治疗的间隔期。

牙周炎治疗成功与否取决于两个方面：一是周密的治疗计划和医生细致、有效的治疗；二是患者坚持良好的自我菌斑控制。只有严格的自我菌斑控制、良好的口腔卫生习惯、积极配合医生的治疗，才能达到更好地牙周治疗效果，恢复健康并维持疗效。

牙周炎患者的日常护理

正确刷牙以保持牙面清洁是控制菌斑最有效的方法。刷牙方法很多，但对于牙周病患者，以巴氏刷牙法（又称为水平颤动拂刷法）较为推荐。

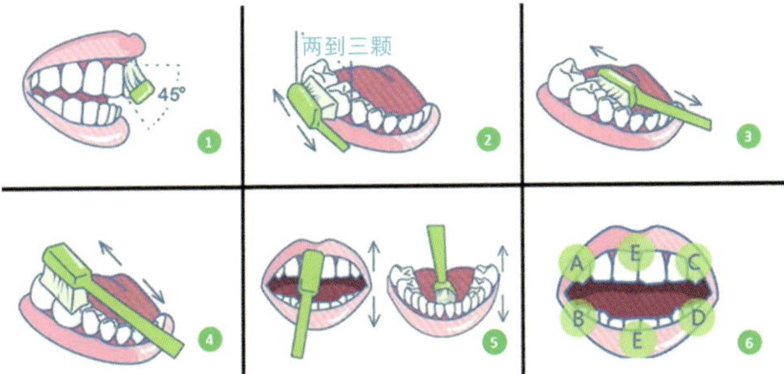

即使熟练掌握了巴氏刷牙法，对于牙间隙的位置仍很难清洁，而此处是最容易藏污纳垢引起牙周病的地方，因此我们还需辅以牙线、牙缝刷等邻面清洁工具。

牙线的使用方法

1. 抽出一段牙线（约长40cm），将线两端缠在左右手中指上

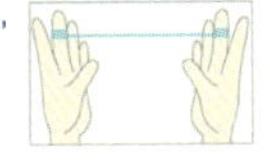

2. 用食指与拇指绷紧牙线，两手的间距为1~2cm

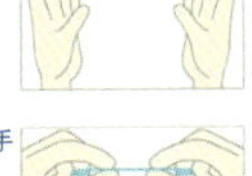

3. 用缓和的拉锯式动作，将牙线拉入两牙之间，牙线轻轻通过两牙之间接触点，使牙线紧贴在牙面上，上下内外牵动牙线，每一个牙面需要上下剔刮2~3次

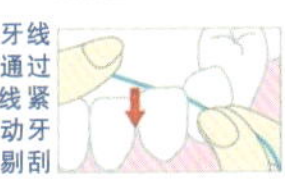

4. 剔刮其他牙齿时，请用牙线未使用的部分

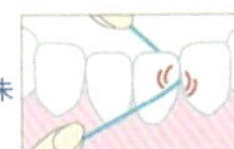

5. 取出牙线后，请漱口

注意：牙线为一次性用品，请勿重复使用

牙线棒的使用方法

1. 牙线棒由拉线的两侧轻压滑入牙缝

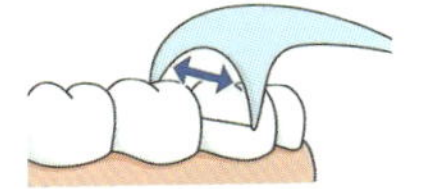

2. 将牙线贴着两侧齿面上下轮流滑动，将齿垢及食物残渣带出

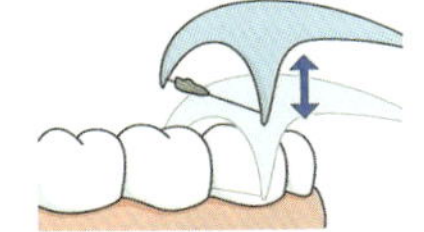

3. 遇到比较大的残渣，可使用尾端微翘设计剔除

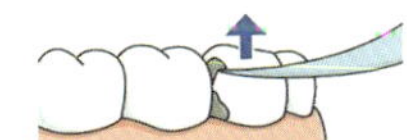

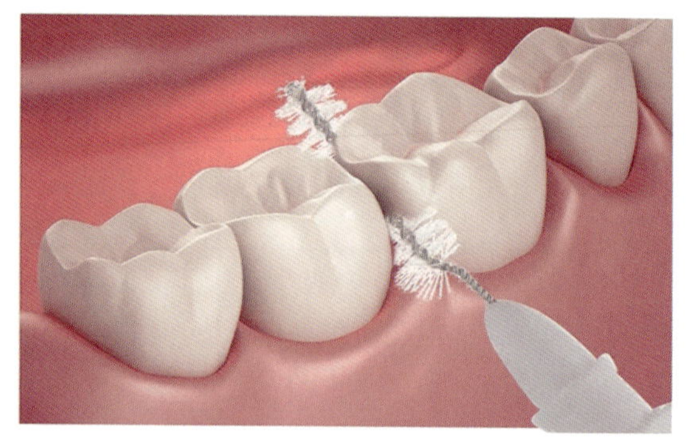

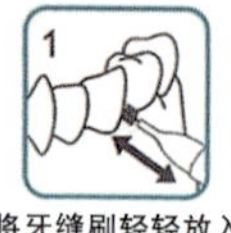

将牙缝刷轻轻放入两牙齿之间的牙龈缝隙中

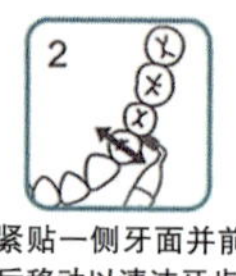

紧贴一侧牙面并前后移动以清洁牙齿

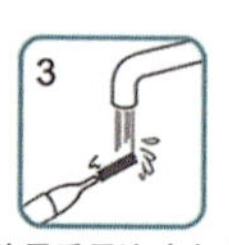

使用后用流动水清洗并放置于干燥阴凉处

除了良好的菌斑控制，个人行为和全身系统性疾病的自我管理控制也很重要。研究显示吸烟不仅会提高牙周炎的发病率，而且会加重病变进展、影响治疗效果，所以牙周病患者应尽量戒烟。此外，多种系统性疾病均与牙周病的发生、发展及预后息息相关，如血糖控制不佳会使牙周组织感染不易被控制、组织愈合差及再感染风险高，因此糖尿病患者患有牙周病时，既要积极配合牙周治疗，又要积极控制血糖。

有牙周病可以矫正牙齿么

临床上经常有患者问，有牙周病尤其是重度牙周病，能不能矫正牙齿？

目前研究表明，只要完善牙周治疗，控制好正畸力，加上患者配合，健康的牙周组织在正畸治疗过程中并不会发生进一步的附着丧失。在遵循牙周炎患者正畸治疗原则的前提下，予以牙周–正畸联合治疗后，牙周炎患者的病情可得到明显的控制，炎症反应基本消失，防止牙周炎的进一步恶化。但若在治疗过程中牙周炎症未得到良好的控制，牙周炎症会加剧，病情恶化，严重时会使牙齿松动脱落，结果与治疗目标相反。

现在，就让我们来了解一下牙周病患者正畸治疗中会遇到的风险。

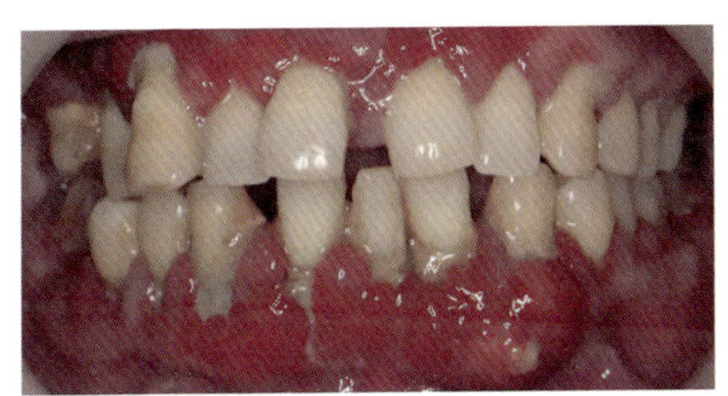

牙周炎症是否需要控制

健康的牙周组织是正畸治疗的生理基础，牙周炎症未控制就开始正畸治疗会加速牙槽骨的吸收。对于准备进行正畸治疗的牙周炎患者，必须通过彻底的牙周基础治疗控制牙周炎症，并在基础治疗后4～8周对牙周组织状况进行再评估，确保患者在有效维护口腔卫生的情况下，才可实施正畸治疗改善和恢复咬合。

在控制牙周感染后，正确、恰当的正畸治疗不会损害牙周组织，反而有利于牙周组织的健康。

无论是牙周健康者还是经过治疗控制了牙周炎症的患者，在正畸过程中都应定期进行牙周维护，及时清除菌斑、牙石等致病因素，保证牙周组织处于健康状态，使正畸得以顺利进行。

如果正畸过程中发现牙周炎症加重，应立即暂停正畸治疗，并对牙周组织的健康状况进行评估，根据评估情况进行牙周疾病的诊治。只有在控制牙周感染和炎症后才能再继续正畸治疗。

一般建议患者在正畸治疗过程中每2个月进行1次牙周检查及维护。

矫治器是否会引起牙周炎症

固定矫治器会妨碍口腔卫生措施的实施，易导致菌斑堆积，菌斑的量和构成都会发生变化，加速牙周支持组织的破坏。因此，一般应尽量选用简单易清洁的矫治器。

对于牙周炎患者来说，无论使用无托槽隐形矫治器还是固定矫治器进行正畸治疗，都需要患者做好口腔卫生的维护，正确刷牙，使用牙线或牙间隙刷辅助清洁口腔，以及定期进行口腔检查和牙周健康维护。

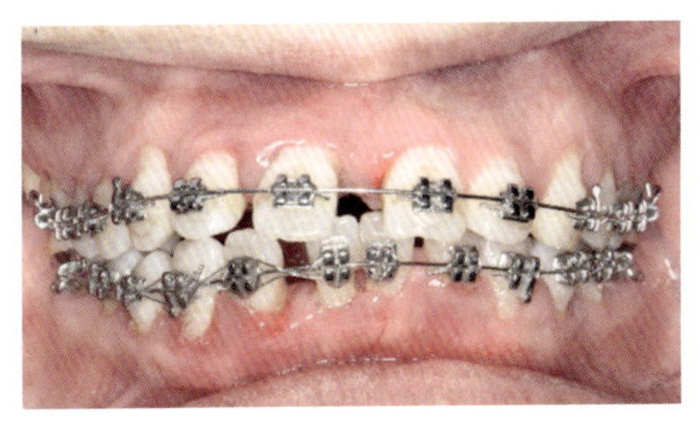

正畸治疗后牙周炎是否容易复发

正畸治疗完成后的牙周支持是维持牙周健康、防止疾病复发不可缺少的部分。为保证矫治效果的长期稳定，患者在正畸治疗后需佩戴保持器，同时定期复查和进行牙周维护。而正畸治疗后保持时间的长短因人而异，但保持阶段至少应不少于6个月。

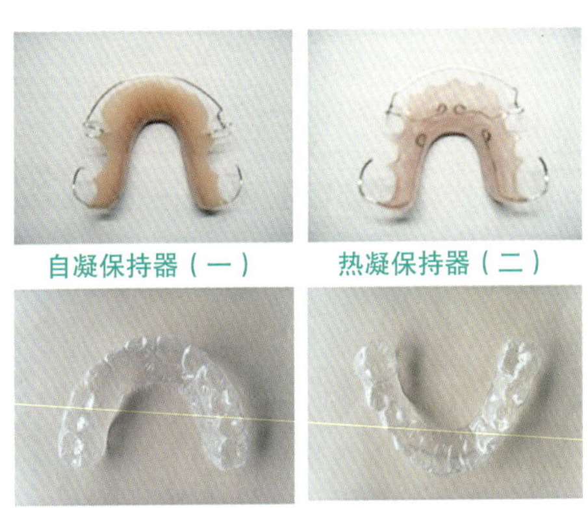

自凝保持器（一） 热凝保持器（二）

压膜保持器（三）

正畸治疗后牙齿是否更加松动

正畸治疗后一般不会出现牙齿更加松动的情况，但也有研究表明，牙周支持组织缺损的患牙经正畸治疗后可能存在松动现象，大于生理动度的牙齿晃动不利于牙周组织的修复愈合，所以有的患者还要长期戴牙周夹板以固定松动牙。

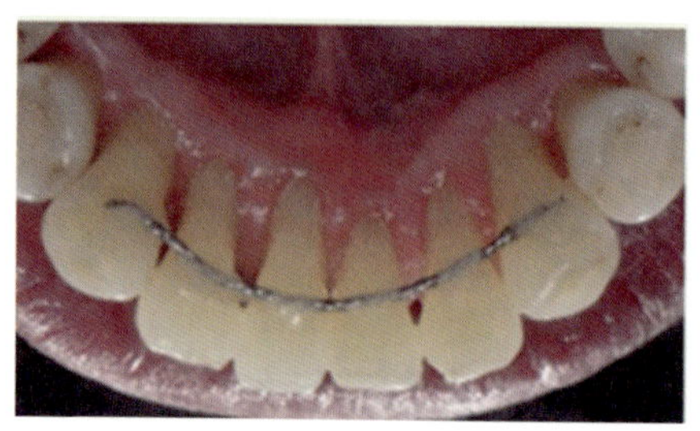

患有牙周炎的朋友不要担心，虽然牙周条件较差，但牙周炎并非是正畸治疗的禁区。相反，牙周炎患者在正畸治疗后，在很大程度上可以促进牙周状况的改善，有利于牙齿的生理性自洁，促进咬合的稳定。适当的正畸治疗不仅能够改善牙周状况使牙齿美观，更重要的是正畸治疗能最大程度地保存患牙。

因此，正畸治疗能为牙周治疗创造积极的条件，有助于牙周病的控制和治疗。由于牙周炎患者正畸治疗的风险，就要求牙周和正畸专科医生有序合作，为患者制订详尽的正畸治疗方案，并实时监控牙周状况的变化。

装假牙前，你的牙周组织“准备”好了么

“医生，您快帮我看看，我今天摔了一跤，把上门牙磕断了，能再装一个牙齿吗？”

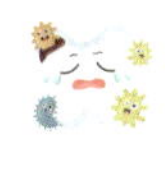

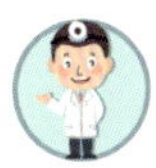

“您这个牙齿周围的牙龈都肿了，整个口腔里牙龈也肿胀得厉害，并且断了的牙齿都断到牙龈下面2mm了，您这个需要先去牙周科看看牙周。”

“医生，我这个门牙装了假牙，装完后一直牙龈红肿出血，这个能再换一个吗？”

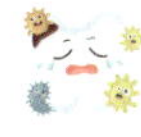

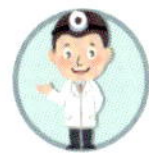

“您的假牙做的位置比较低，刺激到了牙龈，这需要到牙周科去看，看完之后才能来做假牙。”

“啊，为什么我装假牙要去看牙周？”

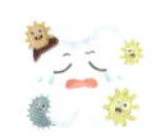

随着人们对生活质量的要求越来越高，因缺牙影响的美观、带来生活不便等受到的关注度也随之增强，人们的留牙意识不断提高，对于一些残根残冠的保留也受到广大患者的关注。那就是为什么做假牙之前需要去牙周科问诊了。

装假牙前一定要治疗牙周病，就好像在建房子之前，要把地基先打牢，这样建的房子才会牢固与稳定。牙周是“地

基”，假牙是“房子”。当牙龈红肿时，此时的牙龈处于炎症状态，进行修复犹如在危房上建房，后期必然失败，所以装假牙前需要有一个稳定的牙周状态，而获得牙周的稳定状态就需要牙周的基础治疗——控制牙周炎症。

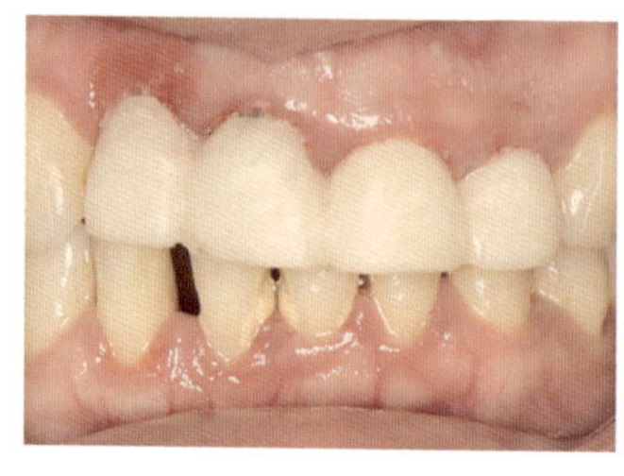

初诊时

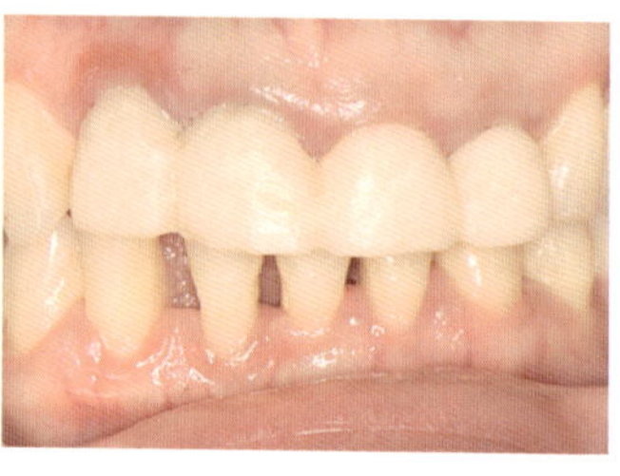

基础治疗完成时

当牙周炎症消除后，我们可考虑进行假牙的修复治疗了。牙齿折断后，剩余的牙体被牙龈包绕着，没有暴露出足够的牙齿，而装假牙需要有足够的牙齿组织来支持，此时就需要对牙齿进行牙周手术。通过牙周冠延长手术，让更多的牙齿组织暴露在口腔内，进而在该牙齿上进行假牙的修复。

那么，什么是冠延长手术？简单来说就是让牙齿更多暴露于口腔的手术。对一些残根残冠需要保留，但在口腔内暴露又不够时就需要进行冠延长手术；或者是已经进行了假牙的修复，但修复后经常出现牙龈红肿不适（假牙装的位置不合适，距离牙槽骨位置太近），导致了牙龈炎症，此种情况也需要进行冠延长手术。通过手术的方法，适当去除部分牙槽骨和牙龈，使牙齿更多地暴露在口腔内，形成稳定的齿龈结构，让修复变得安全稳定。

所以，装假牙前是需要先看牙周的，大家要记住，牙周是基石。只有基石稳定了，才能平地起“高楼”。

牵一齿动全身，牙周病伤不起

经常有患者因牙周问题来医院就诊，希望能够解决困扰已久的牙龈出血、牙齿松动、咀嚼无力等问题，然而却因全身状况或各种系统性疾病的原因，导致无法进行牙周治疗，只能带着失落和遗憾而回。

医生，我牙周不好，您能帮我治疗一下吗？但是我有糖尿病，早上空腹血糖为9.2mmol/L。

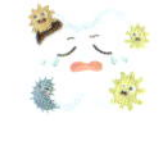

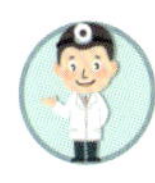

您血糖偏高哦，不能进行牙周治疗，建议您先控制一下血糖再过来处理牙周问题。

那我可以单纯吃药来治疗我的牙周病吗？

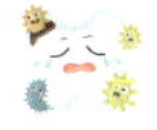

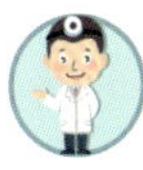

牙周病的治疗不能单纯造吃药来解决，您还是先控制下血糖，再来接受正规的牙周治疗吧。

其实，牙周病不单单只影响口腔健康，它与全身健康或疾病之间存在着双向关系，牙周病可能影响全身健康或疾病，而系统疾病也能影响牙周健康。

那么，哪些疾病会影响牙周治疗？如何判断自身能否耐受牙周治疗呢？

牙周病的始动因子是细菌，牙周治疗过程中不可避免会出现出血现象。因此，为避免引起感染或出血不止，患有心血管疾病、糖尿病、肾病等疾病，以及凝血功能异常、放疗、器官移植的患者，都需经医生的专业判断才可确定是否进行牙周治疗。

常见全身状况的牙周处理原则

指标	牙周治疗		备注
血压	收缩压140~149 mmHg或者舒张压90~99 mmHg	同健康者，并监测血压	注意血压的检测、疼痛和焦虑的控制以及血管收缩剂的使用
	收缩压160~179 mmHg或者舒张压90~99 mmHg	选择性牙周非手术治疗，每次就诊测量血压	
	收缩压≥180 mmHg或者舒张压≥110 mmHg	立即内科治疗，牙周仅行急症处理	

（续表）

指标	牙周治疗		备注
血糖	糖尿病史，空腹血糖4.4~6.1 mmol/L，糖化血红蛋白 < 6.5%	同健康者	注意控制治疗时间、控制焦虑并行口腔健康指导
	空腹血糖6.1~7 mmol/L，糖化血红蛋白6.5%~7.5%	同健康者，注意牙周手术时抗生素的应用，注意术后饮食	
	空腹血糖7~11.4 mmol/L，糖化血红蛋白 > 7.5%，有并发症或者使用大剂量胰岛素	暂缓牙周治疗，如无法推迟，进行牙周基础治疗时，应预防性应用抗生素，慎用含肾上腺素局麻药，不建议牙周手术	
	空腹血糖 > 11.4 mmol/L	仅行牙周急症对症处理，血糖控制后再行牙周治疗	
凝血状况	血小板 < 60×10^{9}/L，或者INR≥1.5~2.0	不宜行牙周治疗	无
	血小板 < 80×10^{9}/L	不宜行牙周手术治疗	

注：INR为国际标准化比值（International Normalized Radio）

特殊时期的女性患者需注意

处于妊娠、哺乳及月经期的女性患者，医生也会根据患者情况个性化选择治疗时期及治疗方案。不少研究结果表明，牙周病与不良妊娠结局（早产和低体重儿）之间存在密切相关性。在此也建议所有怀孕及计划怀孕的女性定期进行口腔健康检查，预防或治疗口腔疾病，以规避妊娠期间的一些用药及治疗风险。

不良生活习惯亦引起牙周疾病

错误刷牙方式、咀嚼槟榔等不良习惯对牙周病和牙周治疗亦有影响。吸烟更是引起牙周疾病的高危因素。不少研究显示，吸烟除了影响口腔卫生，还会抑制机体防御功能，降低局部氧张力，利于一些致病菌的生长，增加了牙槽骨吸收的危险性，也影响牙周治疗的疗效。精神压力也是某些牙周疾病的易感因素，除了直接影响机体状况，通过改变生活方式如戒烟、戒酒等，同样也可以间接减轻牙周疾病。

积极治疗大有益

除了全身情况会影响牙周病的治疗，早期预防和治疗牙周病对一些全身状况或疾病的改善也大有益处。国内外已有大量研究表明，对于伴有牙周炎的幽门螺杆菌（Hp）感染患者，采用三联用药结合牙周基础治疗可有效地提高Hp根除率。除此之外，积极处理牙周疾病，亦可有效降低患心血管疾病的危险、改善2型糖尿病患者的病情等。

牵一齿而动全身，良好的牙周条件，对提高一个人的整体生活质量关系重大。作为医生，我们不仅关注患者的口腔情况，也会关注患者的全身状况。作为患者，我们应每年定期口腔健康检查，对牙周病早发现、早治疗，治疗之前应明确向医生如实介绍全身健康情况，必要时请专科医生会诊，让每一次就诊更加安全、高效。

口腔黏膜病

悬崖勒马戒嚼槟榔

来自槟榔君的呼吁：我是一颗槟榔，本来我是人类的朋友，可作药物用来祛痰止咳、消食醒酒，还能提神醒脑、解乏，使人兴奋。但现在有人过于频繁“亲近”我，朋友聚会时来一颗，开车犯困疲乏来一颗。我发现很多咀嚼了我的“友友们”出现口腔黏膜发白，进食辛辣食物刺激痛，嘴巴进行性的张不开，甚至长时间频繁咀嚼我的“友友们”出现小脸变方变大，牙齿变黑及有洞洞缺损，我知道肯定是我的原因。现在我在这里呼吁，“友友们”赶紧悬崖勒马远离我吧，我想做人类的朋友，而不是害群之马。现在赶紧来听听医生朋友聊聊咀嚼槟榔的坏处吧。

咀嚼槟榔会导致口腔黏膜下纤维化等病变

口腔黏膜下纤维化主要是因为咀嚼槟榔，导致口腔黏膜多个部位发生一种慢性进行性、具有癌变倾向的口腔黏膜疾病。患者的黏膜上皮层萎缩变薄，黏膜固有层的纤维组织发生堆积、变性硬化，从而导致口腔黏膜疼痛不适、食物刺激痛等，甚至影响口腔的各种功能。

口腔黏膜下纤维化临床表现

早期口腔黏膜发白，黏膜触及纤维状条索，各处黏膜硬化，上腭黏膜起小水疱，黏膜上皮萎缩导致进食辛辣食物刺激痛，随着病情发展出现嘴巴慢慢张不开。

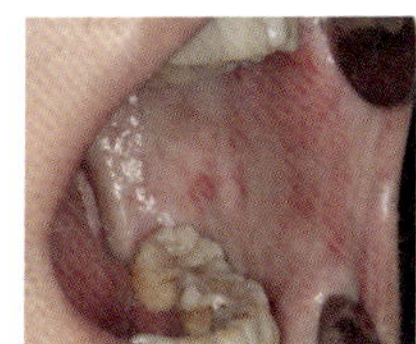
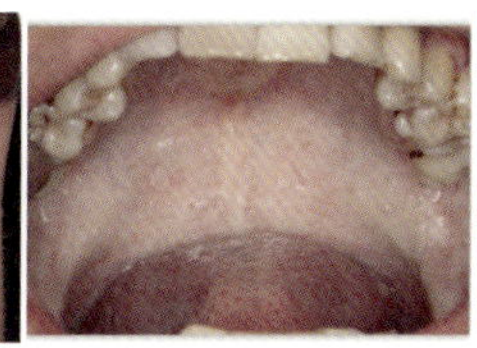
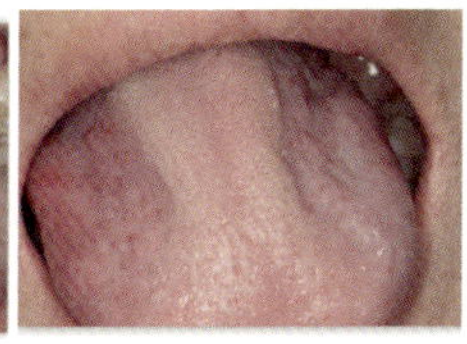

长期咀嚼槟榔还会增加其他口腔黏膜疾病发病的风险，如扁平苔藓、白斑、口腔溃疡等，甚至会引起口腔癌。

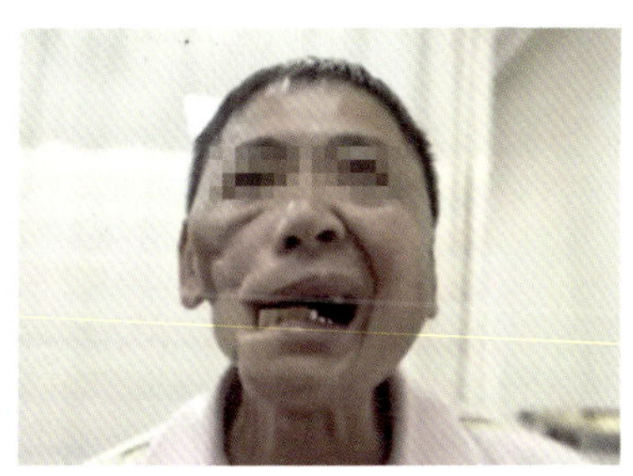

长期咀嚼槟榔导致口腔黏膜癌变的患者手术切除癌症组织留下的后遗症

嚼槟榔对口腔健康的其他危害

频繁咀嚼槟榔、咀嚼槟榔时间长，部分患者会出现脸方，牙齿发黑、磨损严重，牙体缺损；长期咀嚼槟榔还会加大颞下颌关节的负重，导致颞下颌关节紊乱症。

出现了口腔黏膜下纤维化要怎么治疗

去除致病因素：戒除咀嚼槟榔习惯，戒烟、戒酒、避免辛辣刺激性食物。

药物治疗：药物治疗原则包括抗炎、抗纤维化、改善缺血状态以及抗氧化等，如进行黏膜下激素联合复方丹参液或透明质酸酶封闭治疗，口服番茄红素、β－胡萝卜素、补充维生素等。

还有高压氧治疗、中药治疗等手段，在此不赘述。

食之无味，我的舌头怎么啦

张奶奶今年70岁，长年患有慢性胃炎。半年来，张奶奶觉得吃东西没味道，吃烫的、辣的食物很痛，还经常口干，照镜子发现舌头比以前变小了且没有舌苔，舌背面光滑、发红，以为是上火发炎，吃了1个月中药降火不见效。眼见舌头上的火气下不去，吃啥啥不香，张奶奶忍不住告诉女儿小李，小李把张奶奶带到口腔黏膜牙周科就诊。检查后，医生初步诊断张奶奶得了萎缩性舌炎。

小李听后提出几个疑问，母亲为何会无缘无故得这个病，是“上火”了吗？那要怎么治疗？医生就来聊聊什么是萎缩性舌炎吧。

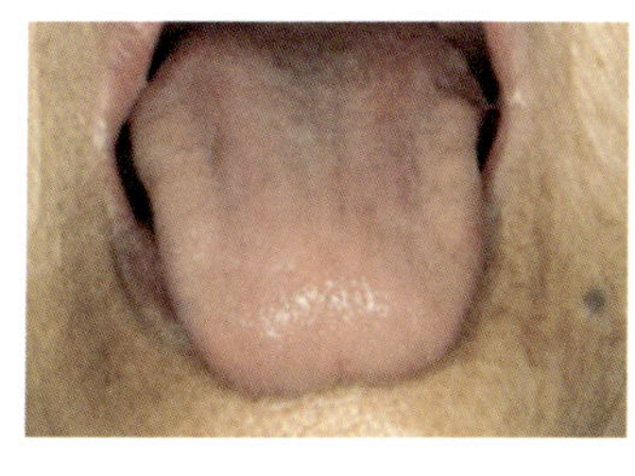
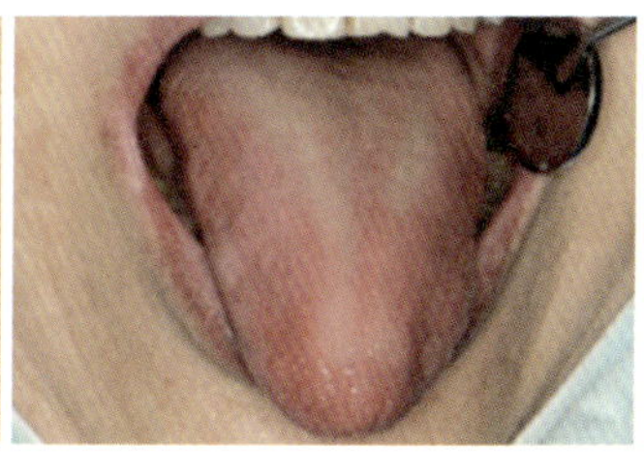

萎缩性舌炎的概念

萎缩性舌炎是指舌黏膜的萎缩性改变。其由多种全身性疾病引起，除舌表面的舌乳头萎缩外，舌黏膜上皮及舌肌肉层都会有萎缩变薄，全舌色泽红，光滑如镜面，故也叫作光滑舌或镜面舌。萎缩性舌炎多好发于全身系统性疾病的中老年人群。

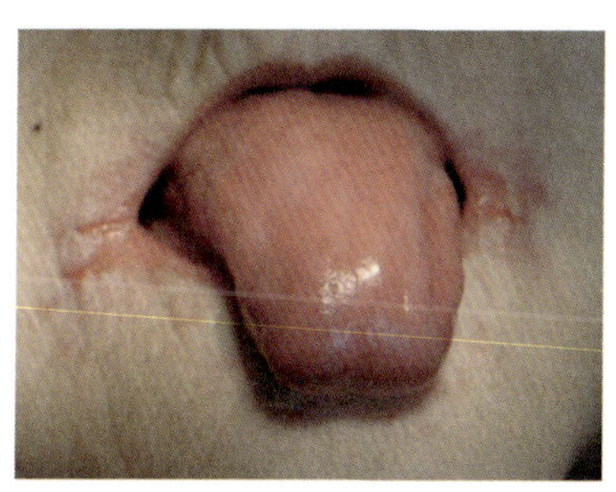

萎缩性舌炎的病因

贫血：因需铁量增加而铁摄入不足、铁吸收障碍、铁丢失过多引起的缺铁性贫血。因各种原因导致的叶酸或维生素

B_{12}摄入不足而引起的巨幼红细胞贫血，如食物营养不够、吸收不良（胃肠道疾病、药物干扰和内因子抗体形成）、代谢异常（肝病、某些抗肿瘤药物的影响）、需要量增加（哺乳期、孕妇）、利用障碍（化疗药物影响）等。

营养物质缺乏：如烟酸、维生素B_2、维生素E等缺乏。

干燥综合征，又称舍格伦综合征。

念珠菌感染。

萎缩性舌炎需要做的辅助检查

血细胞分析，血清铁浓度，血清维生素B_{12}或叶酸等水平测定，血浆同型半胱氨酸和甲基丙二酸水平测定。

真菌涂片镜检或唾液培养排除真菌感染。

唾液流量测定、唇腺活检、施墨试验、腮腺造影、血液免疫学检查等排除舍格伦综合征。

萎缩性舌炎的治疗方法

对症治疗：局部抗菌含漱液漱口，保持口腔清洁。尽量避免服用引起口干的药物如阿托品等，口干明显者可口服1%毛果芸香碱或使用人工唾液。

对因治疗：根据不同类型的贫血给予相应的治疗，如巨幼红细胞贫血，可补维生素B_{12}、叶酸；若为缺铁性贫血，可补铁。建议在血液科医生指导下用药。有念珠菌感染者应给予抗真菌治疗。烟酸缺乏者可口服烟酰胺片。

萎缩性舌炎注意事项

注意饮食均衡，多进食新鲜蔬菜、水果及肉蛋奶、豆类等；改良烹饪方法，减少对营养素的破坏。

积极治疗各种系统性疾病，如贫血、胃炎、肾炎、糖尿病。

注意口腔卫生，餐后漱口，有义齿者应注意清洗，保持清洁。

锻炼身体，提高机体抵抗力。

让人心烦意乱的口腔烧灼痛

黏膜牙周科医生经常会面临这样的“灵魂”三拷问。

拷问一：我舌头天天都发烧样地痛，像开水烫了一样，但是吃东西时又不痛，吃了好多清火的药也没有用，这到底是怎么啦？拷问二：我口腔里天天都麻麻辣辣的不舒服，到处看病，各种检查都做了，就是查不出有什么毛病，可我就是难受啊，是不是医生水平不行看不出来哦？拷问三：我照镜子发现舌头根部长了很多“肉疙瘩”，以前都没发现，是不是长了肿瘤？我一个熟人就是得舌癌去世的，我这个是不是癌症呀？

黏膜牙周科医生认真负责任地说，以上问题如舌头烧、麻、痛，甚至舌根部发现有“肉疙瘩”，绝大多数都没有什么器质性问题，很可能是得了灼口综合征，不用太焦虑哦。现在就来一一解答。

问题一：什么是灼口综合征？

灼口综合征是以舌部为主要发病部位，以烧灼样疼痛为主要表现的一组综合征，又称舌痛症、口腔黏膜感觉异常等。常不伴有明显的临床损害体征，无特征性的组织病理变化，但常有明显的精神因素，在围绝经期女性中发病率高。因此，有人倾向该病属于心理疾病或围绝经期综合征的症状之一。

问题二：灼口综合征有哪些表现?

舌部烧灼样疼痛为最常见的临床症状，但也可表现为麻木感、刺痛感、无皮感、味觉迟钝、钝痛不适等异常感觉。舌痛呈现晨轻晚重的时间节律性改变。过多说话、空闲静息时加重，但在工作、吃饭、熟睡、注意力分散时反而疼痛减轻甚至消失。病程长短不一，多数患者病程较长，逐渐加重，常持续数月或数年之久。

临床检查舌部或是不适的黏膜无明显的阳性体征，不适的黏膜色、形、质正常。常表现为临床不适症状与黏膜体征表现不符合。

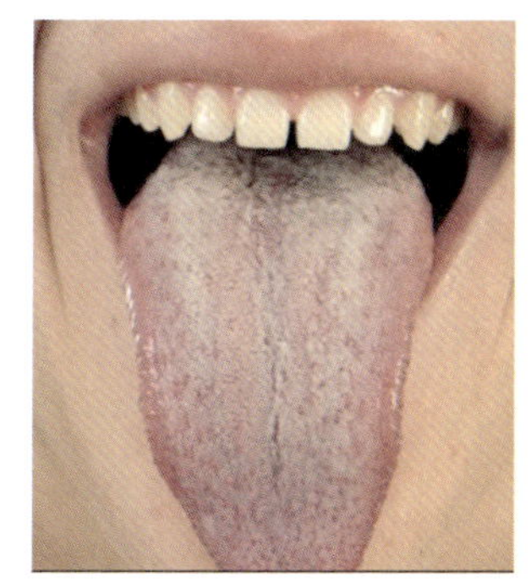

问题三：为啥会得灼口综合征？

精神因素：焦虑、抑郁、情绪不稳定、恐癌心理等。

系统因素：围绝经期综合征、糖尿病、维生素缺乏、口腔真菌感染、长期使用某些药物等。

神经系统因素：目前有较多研究显示可能与中枢或周围神经系统病变有关。

局部因素：口腔卫生差、残根残冠、不良修复体刺激、活动义齿、口腔充填材料或药物过敏、口腔手术后局部瘢痕刺激，过度饮酒、吸烟等。

问题四：怎样治疗灼口综合征？

对症处理：对于疼痛明显的患者可以使用0.5%达克罗宁凝胶局部涂布止痛，但不可以过度频繁使用。如有失眠、抑郁等精神症状者建议到精神科会诊，酌情服用抗焦虑药物、抗精神病药物等。对有真菌感染的患者可以使用小苏打漱口水含漱。口腔卫生差、残根残冠、不良修复体等及时进行治疗。

对因治疗：消除局部刺激因素，在专科医生指导下更换或停用可疑药物。停止频繁伸舌自检的不良习惯，围绝经期症状明显者可在妇科医生指导下酌情补充雌激素，积极治疗糖尿病等全身系统性疾病。

心理治疗：心理疏导，耐心听取不适症状并进行详尽的口内检查。

尽量告知患者灼口综合征的相关知识，消除患者恐癌心理，放松心情，转移注意力。必要时也可以请心理医生会诊。

你是被真菌"盯"上的那个人吗

什么是白色念珠菌

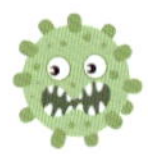

念珠菌是真菌中的一种，是个大家族，总共有200多个品种，而我——白色念珠菌（白假丝酵母菌）是其中最常见也是毒力最强的。不过，平时我都挺怂的，是个圆圆的小胖子，尽量不去惹是生非，和口腔中其他细菌和平共处，都是友好睦邻。但是，一旦主人的抵抗力下降，机会来临时，我就会摇身一变，长出一节一节的菌丝，这是我的战袍，有了它，我就可以兴风作浪，大闹口腔了。

“小念”容易“盯”上哪些人群？会使他们发生什么样的改变

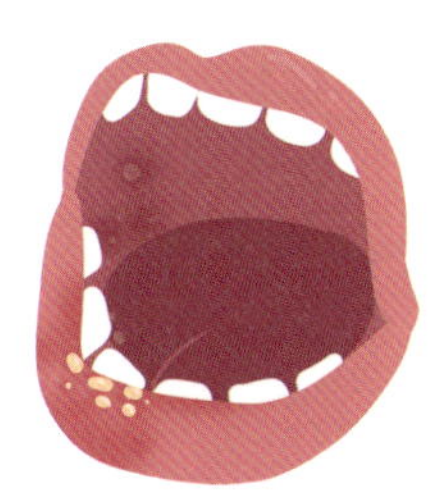

鹅口疮：“小念”在新生儿宝宝及机体抵抗力衰弱的成人口腔内繁殖形成鹅口疮较为常见。表现为两颊、舌头、软腭、唇部出现白色柔软小斑点、丝绒状斑片。拿棉签用力擦一擦，可以擦去留有出血创面。新生儿鹅口疮患儿会啼哭不止、拒绝喝奶，出现轻度全身不适等症状。

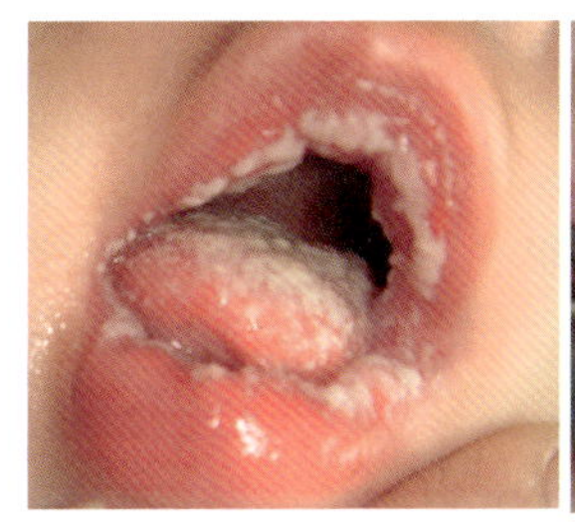

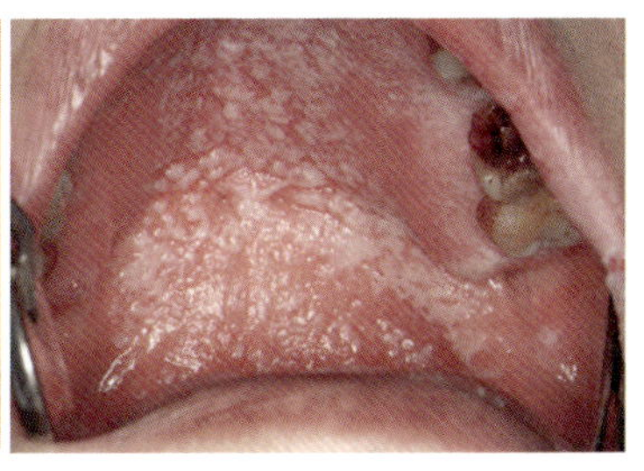

抗生素口炎：“小念”好繁殖于长期服用抗生素、激素，HIV感染，器官移植，糖尿病，消耗性疾病，肿瘤放化疗患者等人群。表现为口腔黏膜云雾状的红斑，以舌黏膜多见，严重时舌背黏膜呈鲜红色并有舌乳头萎缩。会出现口干、味觉异常、烧灼感、辛辣食物刺激痛等不适症状。

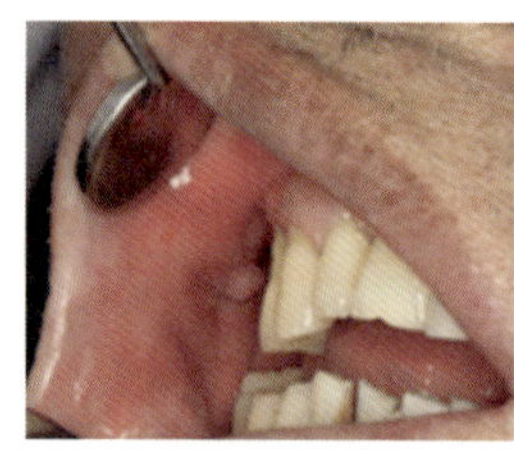
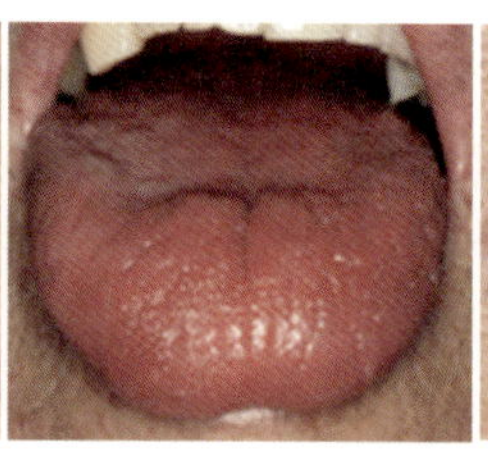
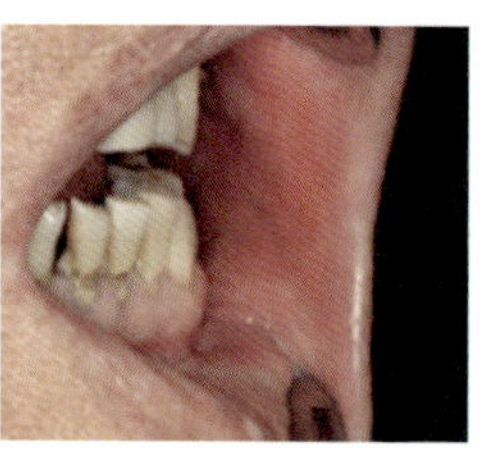

义齿性口炎：有些老人镶了塑料假牙，“小念”可开心了。“小念”就喜欢塑料，躲在塑料假牙下就很难被免疫细胞逮着，它们大量繁殖，长出菌丝，让假牙下的黏膜出现点状或斑片状充血、发红，有时形成白色假膜，或上腭部颗粒状、乳头状增生。

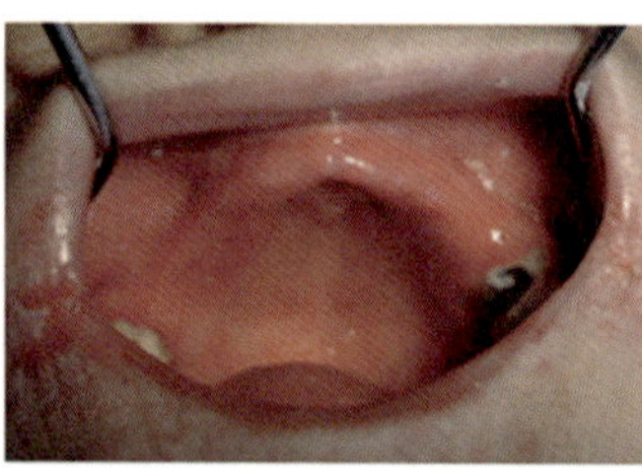
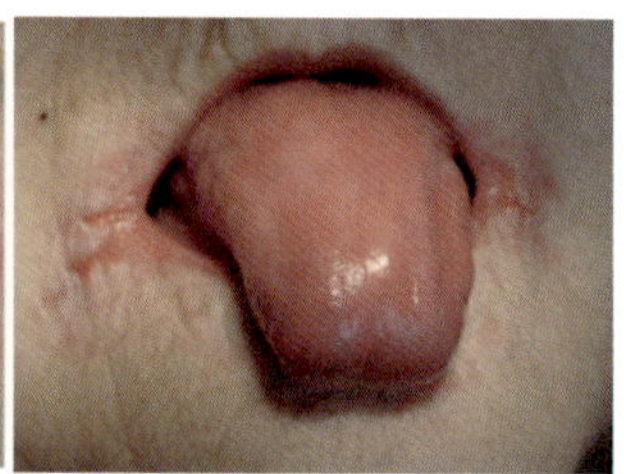

慢性增殖型口炎：有时“小念”们突破口腔黏膜上皮，直接钻进上皮组织里，形成口腔黏膜白色斑块或者上腭部的乳头状增生。

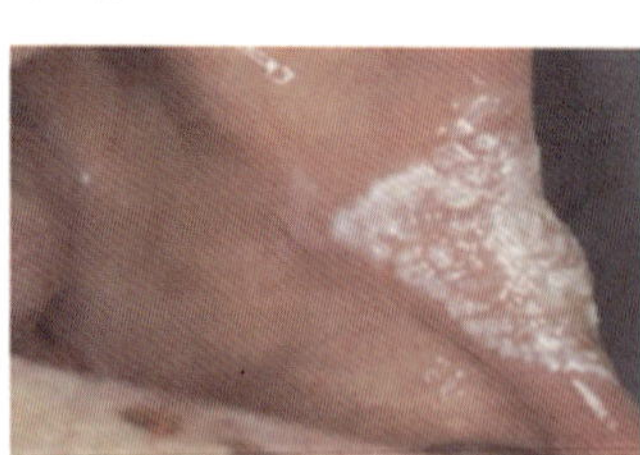
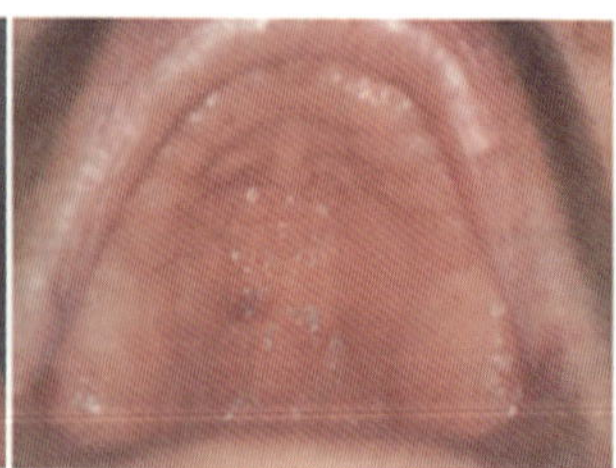

怎么来判断“小念”是否变坏惹事了呢

涂片法：取口腔黏膜区的假膜涂片直接镜检，可见大量的假菌丝、芽孢子，说明念珠菌处于致病状态。

培养法：将标本接种到相应的培养基内培养后，形成大量乳白色突起的菌落，镜检见大量的厚壁孢子也可确诊为白色念珠菌感染。

对于伴有慢性或是肥厚性病损可进行活检、PAS染色镜下见孢子及菌丝可确诊为白色念珠菌感染。

怎么才能消灭兴风作浪的“小念”呢

去除局部诱因、积极治疗基础疾病、给予辅助支持治疗。

新生儿鹅口疮：可以用纱布缠在手指上，蘸取2%~4%碳酸氢钠溶液或者制霉菌素混悬液轻轻擦洗宝宝口腔，同时宝宝的奶瓶、食具等一定要洗净煮沸消毒。

萎缩性口炎：及时找到可能导致真菌感染的原因并进行专科治疗处理。口腔局部可用2%~4%碳酸氢钠溶液、氯己定漱口水含漱。同时制霉菌素片含化，或者水悬液局部涂抹，每日3~4次。

全身抗真菌药物：对于严重的、常规治疗无效的、可能有深部真菌感染者则需要口服氟康唑、伊曲康唑等抗真菌药物。

增强机体抵抗力：可补充胸腺肽、转移因子等免疫增强剂。

第二章

口腔颌面外科篇

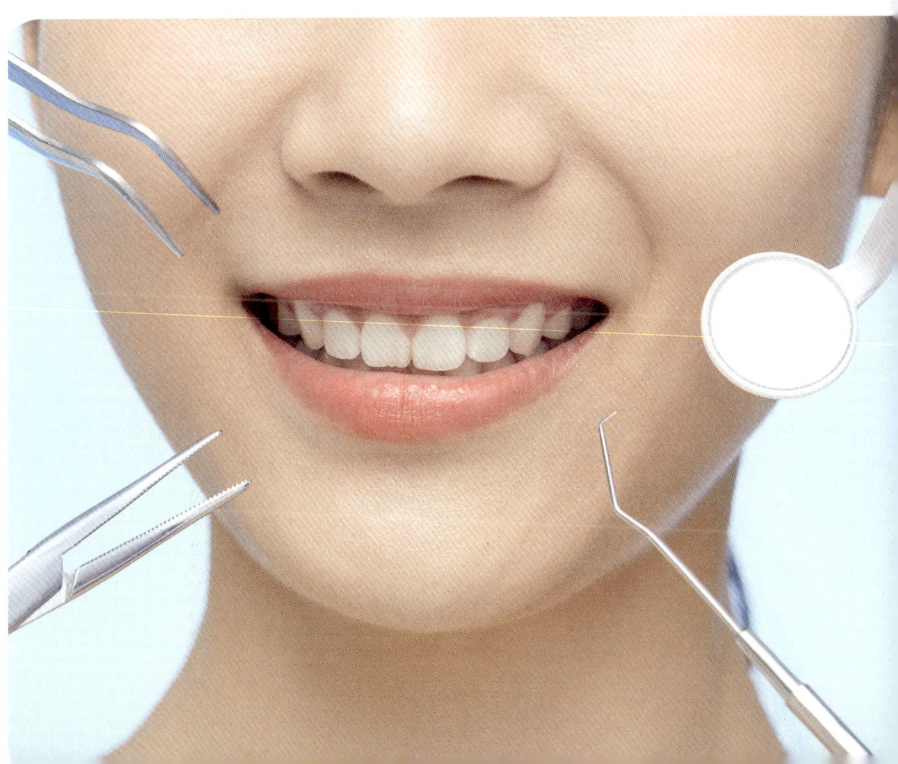

口腔颌面部肿瘤

口腔溃疡需警惕，小心癌症找上你

口腔癌是发生在口腔的恶性肿瘤的总称，临床上常见的口腔癌包括舌癌、牙龈癌、软硬腭癌、口底癌、口咽癌、唇癌等，其中最常见的是舌癌。

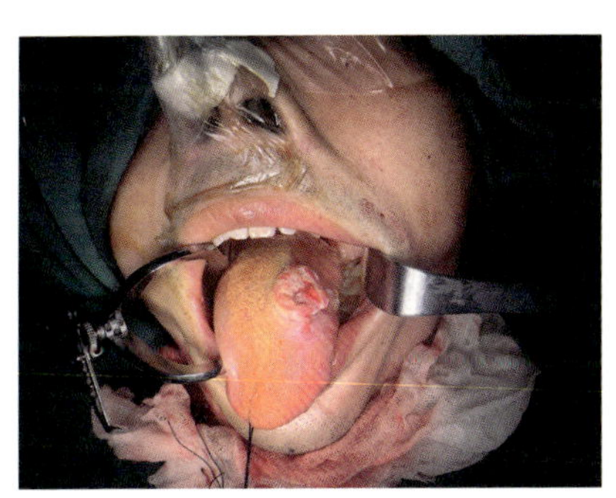

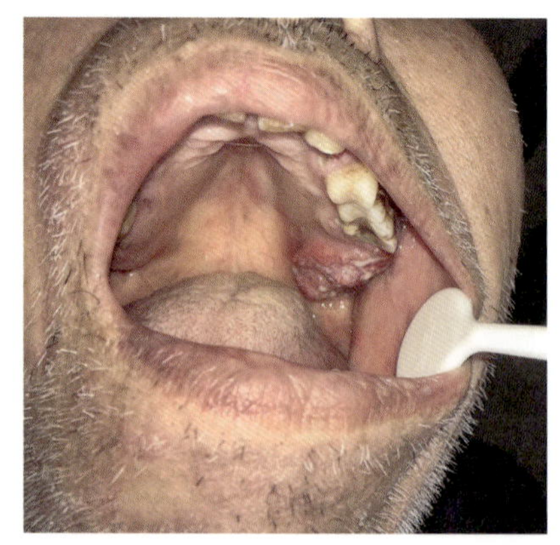

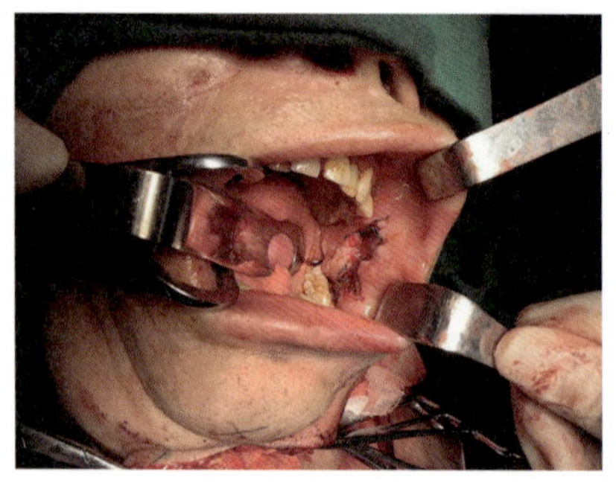

舌癌最常见的表现为黏膜溃烂形成癌性溃疡，这与老百姓通常所说的溃疡是完全不同的。那么两者有什么区别呢？首先，通常说的溃疡是指一种复发的、可自愈的炎症性黏膜病变，这是一种良性的病变，即使不治疗也能在1~2周内自行愈合；而癌性溃疡是长时间不愈，位置固定。其次，普通溃疡比较小，一般直径2~3mm；而癌症溃疡则随时间进展范围逐渐扩大，常见直径1~2cm甚至更大。再次，普通溃疡形状为比较规则的圆形或椭圆形凹坑，边缘清楚，与周边组织分界明显，伴有明显疼痛；癌性溃疡形态不规则，边界不清，有时疼痛不明显。最后，两者的治疗方式也完全不同，普通溃疡可对症治疗或者无需治疗即可自愈，癌性溃疡需要手术切除，必要时还需补充放化疗。

了解完普通溃疡和癌性溃疡的区别，那么两者有什么联系呢？对一些长期不愈合的溃疡一定要提高警惕，及时到正规医院就诊，有可能较长时间不能痊愈后演变成癌症，或已经是范围尚小的早期癌症。

什么样的情况容易得口腔癌

口腔癌有三大危险因素：吸烟、饮酒、嚼槟榔。有其中一种不良习惯者，患口腔癌的风险会增高，对于同时有三种不良习惯者，患口腔癌的风险会大大增高。对于有口腔癌家族史者，患口腔癌的风险也较其他人更高。

口腔癌如何手术治疗

对范围比较小的早期口腔癌，通常对原发灶扩大切除，可同期进行颈淋巴清扫。对范围较大的中晚期口腔癌，需要对原发灶扩大切除，同期进行颈淋巴清扫，为恢复口腔功能还可予以自体游离皮瓣移植修复术。

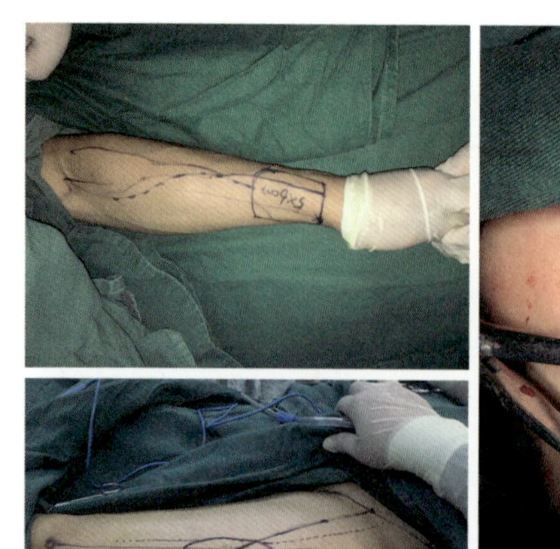

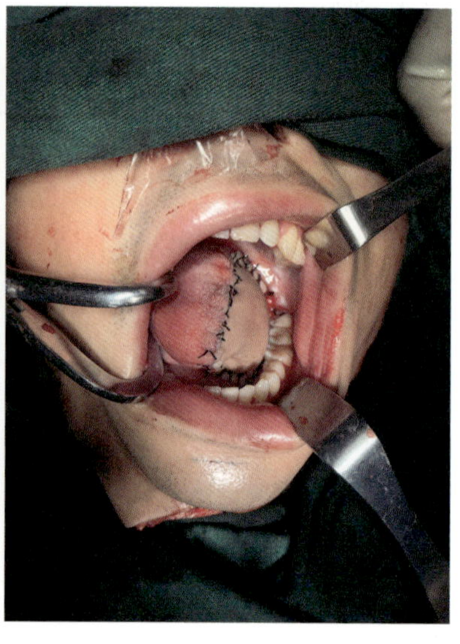

口腔里面长水疱，是烫到了吗

“医生，快给我看看，我的舌头下面长了个水疱，是烫到了吗？为什么我一点感觉都没有呢？这是怎么回事啊？”这些大多数是舌下腺囊肿患者首诊时经常提出的一些问题，现在让我为大家揭开舌下腺囊肿的神秘面纱，让大家对其有个比较全面的认识。

在舌头下面有个名叫舌下腺的器官，左右各一个，是一个分泌唾液的器官，分泌的唾液以黏液成分为主，占唾液总量的3%~5%，分泌的唾液通过导管排入口腔。

舌下腺囊肿的形成与唾液不能顺利排入口腔有关，可将其理解为组织内的一包“口水”，就像装了水的气球一样。好发于儿童及青少年。一般位于口底一侧黏膜下，似蛤蟆气囊，俗称蛤蟆肿。如果囊肿较大也可波及两侧口底，较大的囊肿可将舌抬起，状似“重舌”。囊肿呈淡蓝色肿物，摸上去柔软有波动感。

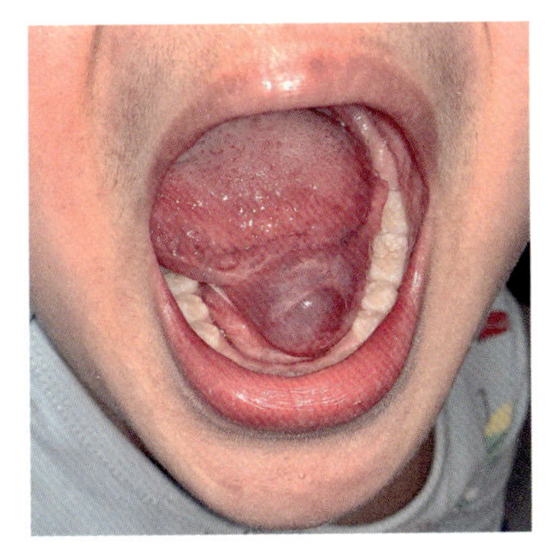

其发生的原因有两个：一是由于腺体导管远端堵塞，而腺体又持续分泌唾液，致使近端扩张形成上皮囊肿，此被称为潴留性囊肿；另一种是由于腺体破损，黏液外漏进入组织间隙，形成无上皮衬里的囊肿，称为外渗性囊肿，临床上以后者多见。

囊肿形成后，随着唾液逐渐分泌会越来越大，然后可因食物（比如鱼刺、排骨）摩擦刺破后流出黏稠而略带黄色或蛋清样液体，囊肿暂时消失。数天后创口愈合，囊肿长大如前。反复经

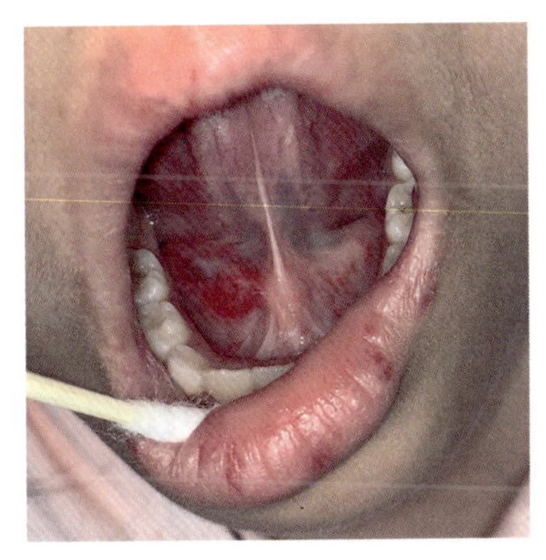

历肿大—破裂—愈合过程，最后可在局部形成白色瘢痕。患者在此期间无不适感。

舌下腺囊肿一般多位于口内，但有时囊液蓄积后穿入下颌舌骨肌进入颏下区、颌下区，即口外型，表现为下颌下区肿物，而口底囊肿表现不明显。经验不足的医生容易造成误诊，甚至不必要的手术损伤。

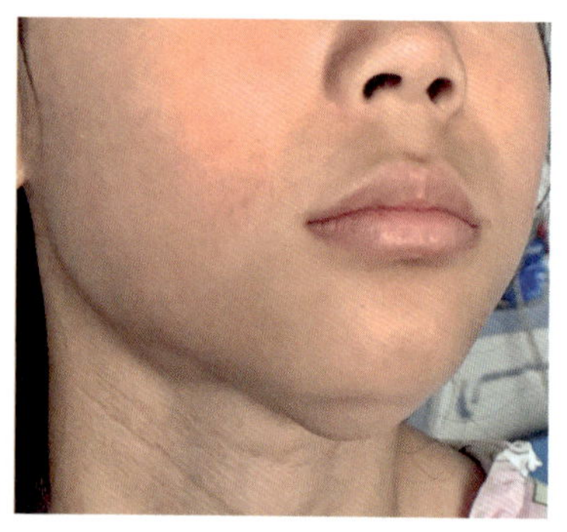

舌下腺囊肿应与口底部血管瘤、淋巴管瘤、皮样囊肿等鉴别，主要依靠穿刺内容物检查，舌下腺囊肿可抽出蛋清样黏稠液体。

对于舌下腺囊肿的治疗主要是切除患侧的舌下腺，如果残留部分囊壁不会造成复发，且对全身情况不能耐受舌下腺切除的患者及婴儿，可做简单的袋形缝合术，待全身情况好转或婴儿长至4～7岁后再行舌下腺切除术。

耳根下面鼓包，竟是腮腺肿瘤惹的祸

什么是腮腺肿瘤？腮腺肿瘤该如何治疗？术后有哪些并

发症？今天我们就一起来了解一下。

什么是腮腺肿瘤

腮腺有一对，分居在面颊两侧靠近耳垂的部位，其主要作用是分泌唾液。腮腺肿瘤是口腔颌面外科最常见的疾病之一，它起病隐匿，通常患者照镜子或洗脸时在耳朵前方或者下方摸到包块，早期没有症状，所以很多人不予重视，当肿瘤引起面部不对称时，它其实已经有相当大的体积了。腮腺区可发生多种类型的肿瘤，其中良性肿瘤占大多数，约占75%。腮腺良性肿瘤多以混合瘤为主，其次是腺淋巴瘤。良性肿瘤一般不痛不痒，没有症状，患者不易发现，病程长短不一，可由数天至数年不等。当长大到一定程度的时候，会造成面部畸形，同时长期刺激后会有恶变的可能。混合瘤除表现为面部畸形外，一般不引

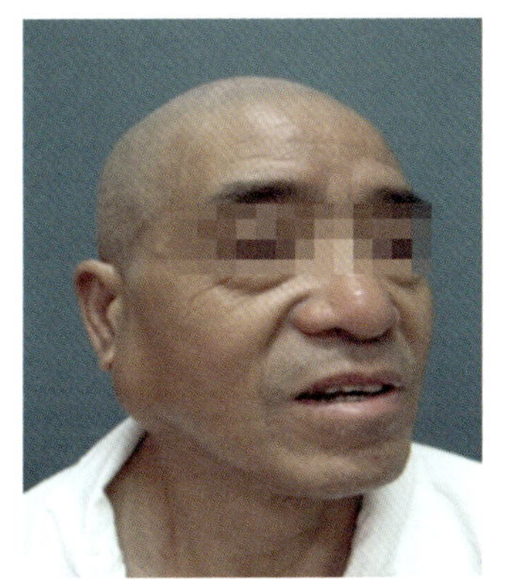

腮腺良性肿瘤（正面观）

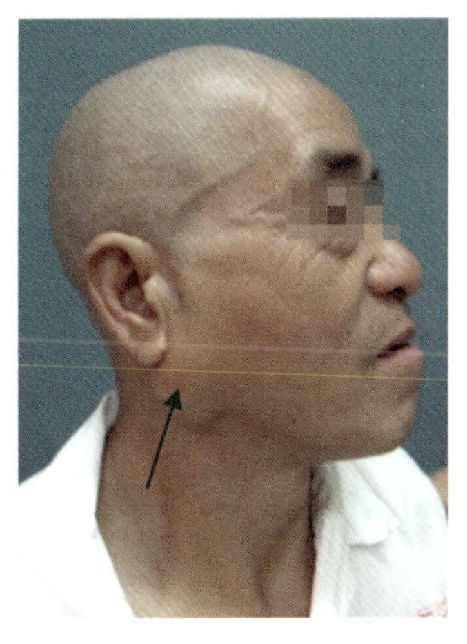

腮腺良性肿瘤（侧面观）

起面神经功能障碍。而腮腺恶性肿瘤生长较快，20%~30%的患者可发生面瘫，常伴有自发性疼痛。肿块一般较硬，可浸润周围组织，不活动，常有压痛感。

腮腺肿瘤该如何治疗

临床上对于腮腺良性肿瘤的治疗，首选手术切除肿瘤及部分腮腺。目前大部分医院对于腮腺良性肿瘤一直采用传统的“S”形手术切口，术后面部瘢痕明显，术后暂时性面瘫发生的概率较高。

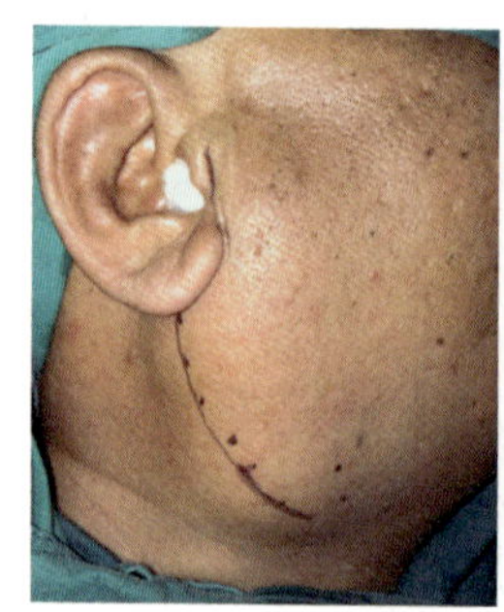
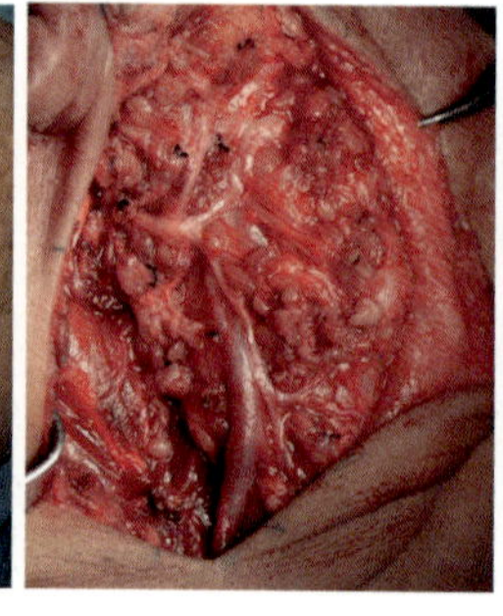
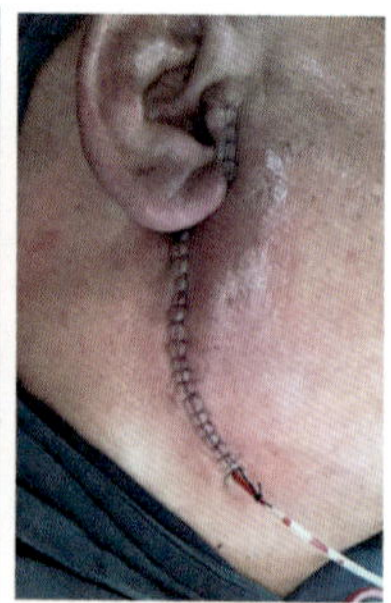

近年来，随着患者对于美观的要求越来越高，医疗技术不断开拓创新，针对不同部位的腮腺良性肿瘤患者，设计了不同类型的美容手术切口，使得手术瘢痕更加隐蔽，满足患者对于美观的需求。

肿瘤位于耳屏前，选择耳前发际切口。

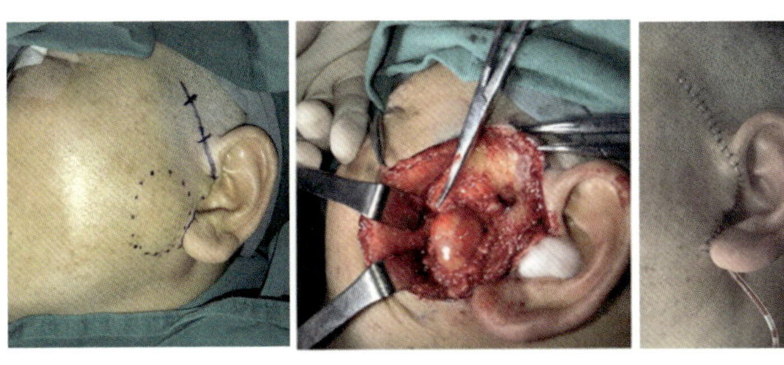

肿瘤位于耳垂下或颌后区，选择耳后切口。

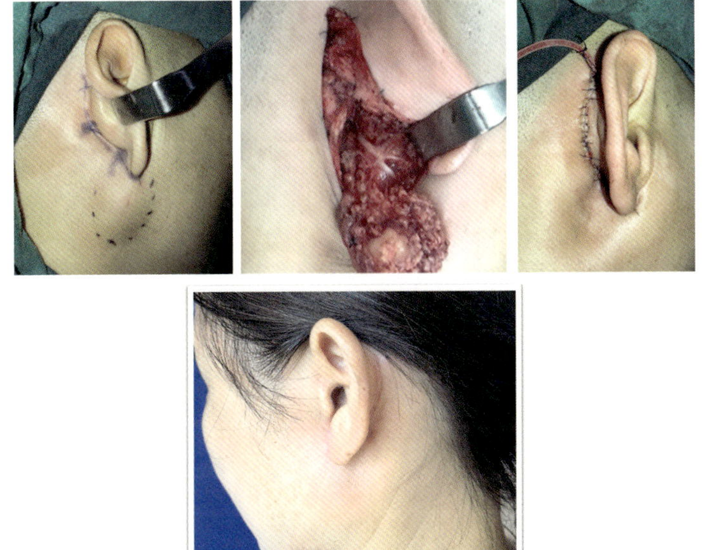

腮腺术后半年照

术后并发症及注意事项

腮腺良性肿瘤虽然是口腔颌面外科常规手术，但术后可能出现暂时性面瘫、涎瘘及味觉出汗综合征等常见并发症，术后应适当饮水，清淡饮食，多运动锻炼且定期复查。

牙龈也会长“瘤”

当你开开心心起床刷牙照镜子时，突然发现牙床上鼓起了一个包，或者吃饭时不自觉舔了下牙齿上面，觉得鼓起了个包。先别慌，可能是牙龈瘤。

牙龈上也会长瘤吗？大家不要闻瘤色变，牙龈瘤是一个以形态及部位命名的诊断学名词。它来源于牙周膜及颌骨牙槽突的结缔组织，因其无肿瘤的生物学特征和结构，故为非真性肿瘤。看到这里，大家可放下心来。

为什么会长牙龈瘤呢？牙龈瘤一般由残根、牙石、不良修复体等局部因素引起，与机械刺激或慢性炎症刺激有关。此外还与内分泌因素有关，如妇女妊娠期间容易发生牙龈瘤，分娩后牙龈瘤缩小或停止生长。

牙龈瘤有哪些特点呢？女性多发于男性，肿块较局限。一般是圆形，有时像树叶一样分开，生长较慢，位置在牙床外面比牙床里面多。

如何治疗牙龈瘤呢？切除的同时，我们也要把病变波及的牙周膜、骨膜及邻近的骨组织去除。如果是妊娠期长了牙龈瘤，但没有出血感染等特殊症状时，可不处理，分娩后有可能自行消退。

由于牙龈瘤切除后有复发的可能，首次治疗时，一般选择相对保守的治疗方法，先不拔除附近的牙。如果有复发的病变，就要将病变所波及的牙拔除。

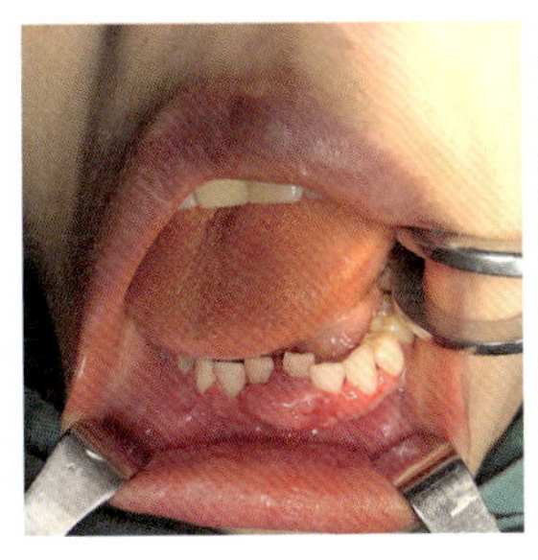

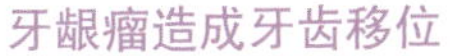

牙龈瘤造成牙齿移位

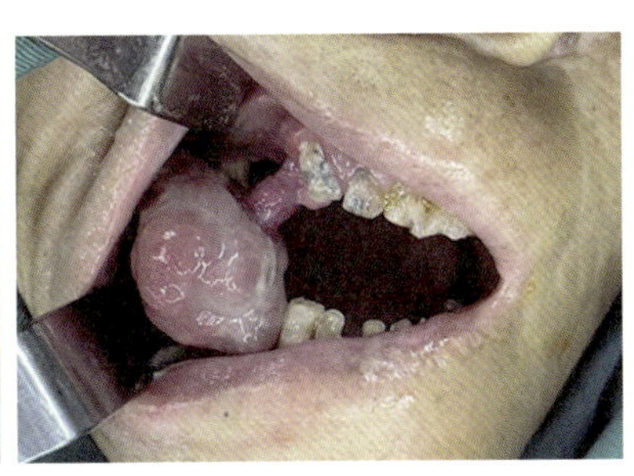

带蒂的牙龈瘤

由牙齿清洁度不佳引起

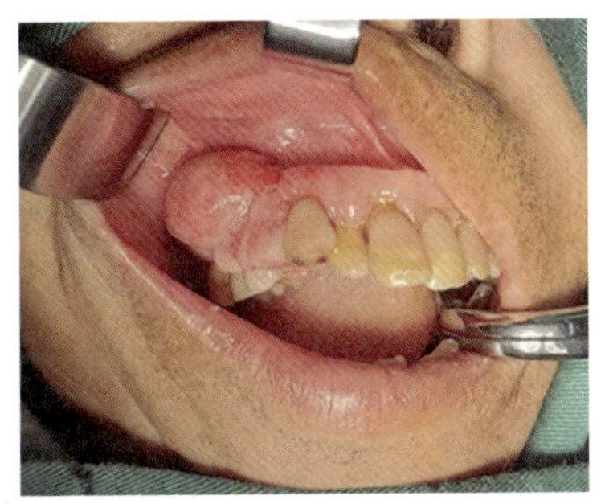

牙龈瘤常见于前磨牙区

口腔颌面部畸形

宝宝兔唇怎么办

唇裂俗称兔唇，是一种常见的先天性颅面部畸形，发生率为1‰~2‰。一般宝宝出生后，看一眼就知道有没有唇裂。

什么是唇裂

唇裂就是上唇部出现软组织缺损，可以表现为单侧或者双侧上唇红唇凹陷、裂开，或者自红唇至鼻底部全部裂开。部分没有明显裂隙，但是上唇皮肤有一条纵向凹陷，这种属于隐裂。

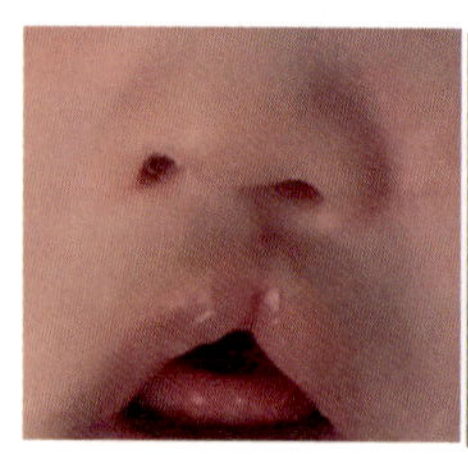
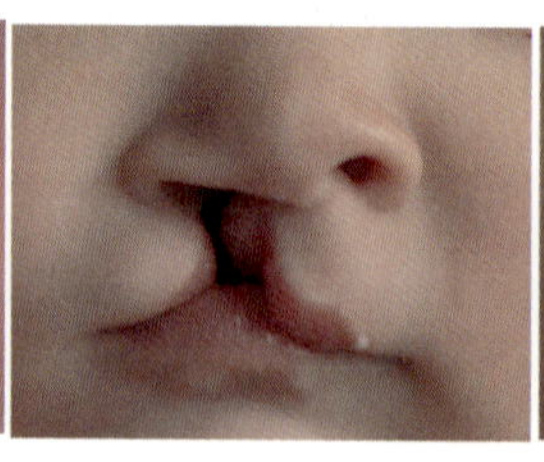
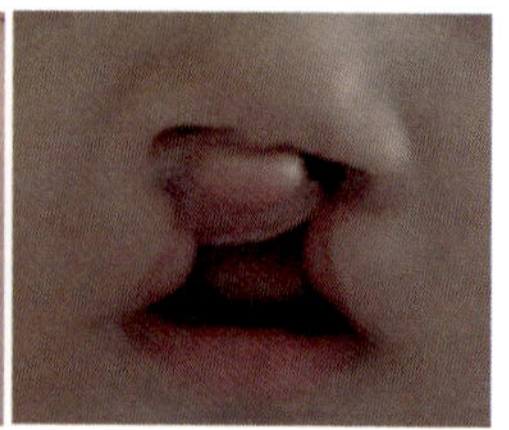

唇裂是怎么发生的

很多唇裂宝宝的妈妈都会问：“我怀孕的时候很注意

啊，怎么我宝宝会有唇裂？”唇裂是一种常见的先天性疾病。它的发生跟很多因素有关，而且往往是综合因素影响的结果。比如遗传、感染、药物、营养缺乏、物理辐射、烟酒、情绪等。这些因素影响了上颌突与球状突的融合，导致单侧或双侧唇部出现裂隙。这些因素具体到生活中，表现为直系亲属有唇裂病史，妊娠时（特别是前3个月）有感冒、服用药物、营养不良、射线辐射、喝酒等情况，都可能导致宝宝唇裂；具体到个人，众多因素其实是难以追溯的。

唇裂有什么影响

唇裂主要影响患者的外观以及吮吸功能。唇裂往往破坏唇弓、人中嵴、唇珠等标志性特征，同时同侧的鼻翼、鼻小柱形态均受到影响，所以严重影响患者面容。即使及时手术，甚至反复手术治疗，但很多时候，人中嵴、唇珠等一些精细结构也难以恢复。也因为这样，唇裂手术可以称得上是最复杂的整形手术了。此外，因为上唇裂开，患者的吮吸功能自然而然受到影响，一些伴随有牙槽突裂、腭裂的患儿，还会出现颌骨发育障碍，缺牙、牙齿不齐等问题。

有唇裂怎么办

唇裂的治疗方法就是手术治疗。通过手术修复上唇部裂隙，恢复口轮匝肌的完整性，同时要重建上唇唇弓、人中、唇珠等形态。

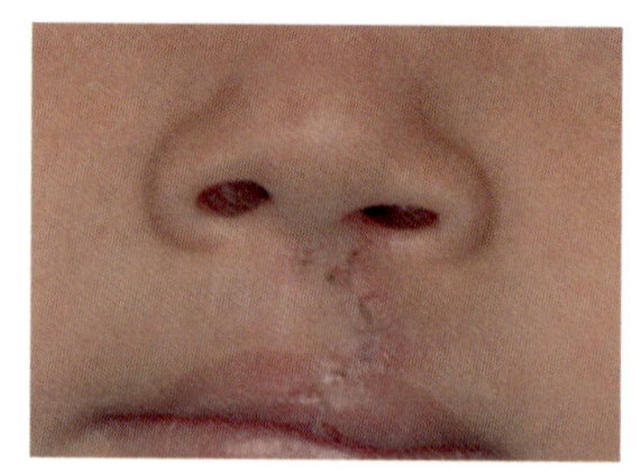

唇裂术后

唇裂手术治疗应遵循唇裂序列治疗的原则。目前来说，公认的唇裂手术的时间，单侧唇裂应在3个月龄后，双侧唇裂的患者在5个月龄后。唇裂手术对于年龄的要求并不十分严格，对于身体条件较差的患者，也可以适当延后。一些常见问题，比如体重较轻、贫血、肝功能异常甚至伴有先天性心脏病、喉软骨发育不良等的患者，可以延后，等这些问题都得到改善、解决后，再手术治疗。

宝宝腭裂怎么办

腭裂俗称狼咽，是一种常见的先天性颅面部畸形，发生率为1‰~2‰。一般宝宝出生，看一眼口内情况，就知道有没有腭裂了。

什么是腭裂

腭裂就是腭部出现软组织、骨组织缺损的缺隙，可表现为软腭裂开，或者软腭完全裂开和部分硬腭裂开，软腭和硬腭全部裂开。当然还有部分属于隐裂。

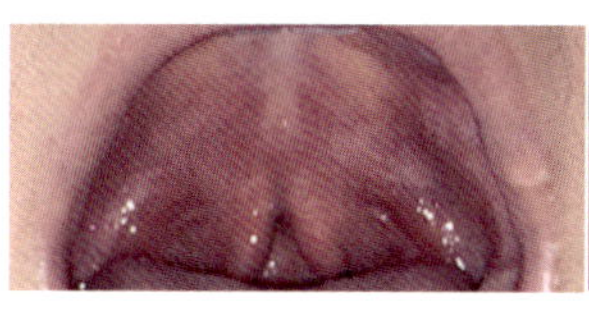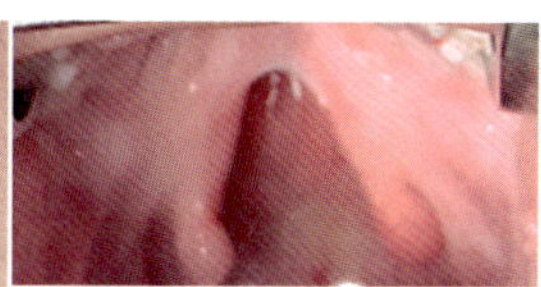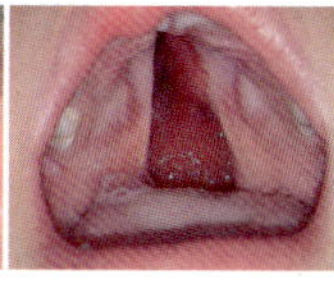

腭裂是怎么发生的

很多腭裂患者家属都会问："我宝宝为什么会有腭裂？"腭裂是一种先天性疾病。它的发生跟很多因素有关，比如遗传、感染、药物、营养缺乏、物理辐射、烟酒等。这些因素影响了腭突融合，导致腭部出现裂隙。当然，具体到某一个人，一般难以找到具体原因。

腭裂有什么影响

腭裂对患者生活的影响还是挺大的。因为腭部裂开，口鼻腔相通，造成患者的吮吸、进食不便，口鼻腔卫生也不便清理。最重要的是患者说话说不清，影响正常的交流。此外，因为进食不便、说话不清等原因，进而可能会影响患者心理的健康。还有很多患者，因为腭部肌肉连续性中断，影响了咽鼓管功能，导致中耳疾病，影响听力，部分患者会有不同程度的听力障碍。一些伴随有牙槽突裂、唇裂的患者，还会出现颌骨发育障碍，缺牙、牙齿不齐等问题。

有腭裂怎么办

除部分腭隐裂，其余类型的腭裂主要的治疗方法是手术治疗。通过手术修复腭部裂隙，重建腭部肌肉，恢复腭咽闭合功能，从而使口鼻腔分离，为语言功能提供发音基础。腭裂手术治疗应遵循唇腭裂序列治疗的原则。目前来说，腭裂手术的时间被定在9~18月龄，最好不超过2岁，这个年龄段手术有利于语言功能恢复。当然对于超过2岁的患者，也应当手术治疗。

腭隐裂存在某些特殊性。有研究表明，约30%的腭隐裂患者语音功能完全正常。为避免过度的手术治疗，这一类患者应当在1.5~2岁期间接受语音评估，以明确手术治疗的必要性。对于语音发展缓慢的病患，应延长观察期。

当然还有某些特殊情况的患者，需赝复治疗。

大豁口的唇腭裂治疗分几次手术

大豁口的唇腭裂一般指较为严重的双侧完全性唇裂或腭裂，或者两者兼有，是一种严重影响患儿美观和口腔功能的先天性疾病。目前

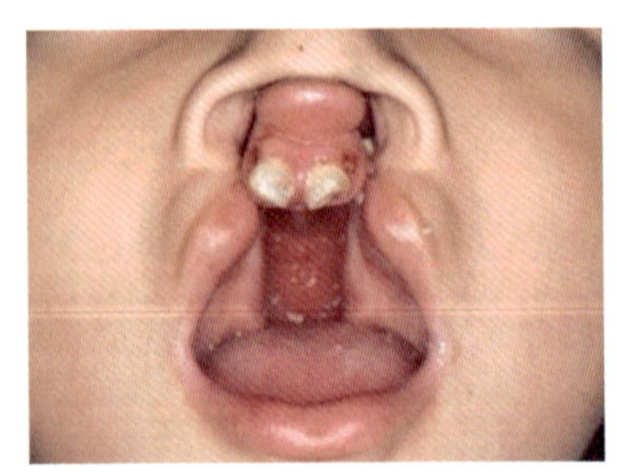

此类疾病主要采用以手术为主的综合序列治疗，那么对于大豁口的唇腭裂治疗需要进行几次手术呢？

大豁口的唇裂畸形

唇裂修补术一般不主张一出生就做，需要根据患儿唇裂类型选择不同的手术时机，对于大豁口的双侧完全性唇裂整复术的手术时间以出生后6~12个月为佳，一般双侧唇部裂开同期完成修复，早期进行手术，可以尽早地恢复上唇的正常功能和外形，并可使瘢痕组织减少到最小程度。而对于体质不好或有急、慢性疾病的患儿，手术年龄可适当推迟。

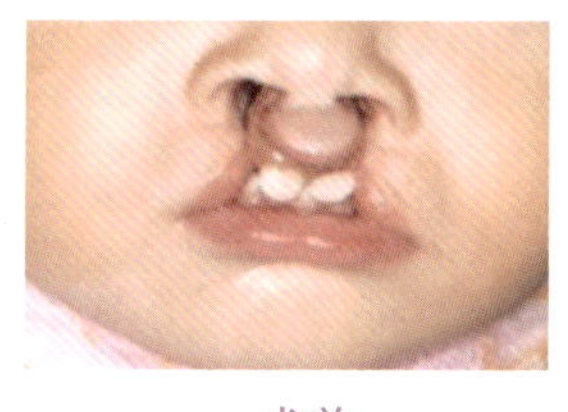

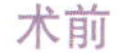
术前

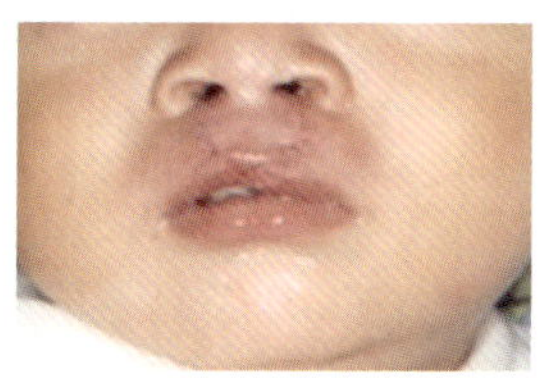
术后

双侧唇裂修复完成后唇部往往会遗留瘢痕，而瘢痕挛缩容易导致唇部畸形，此类畸形可在唇裂修复手术半年后再次进行唇部外形的修整。

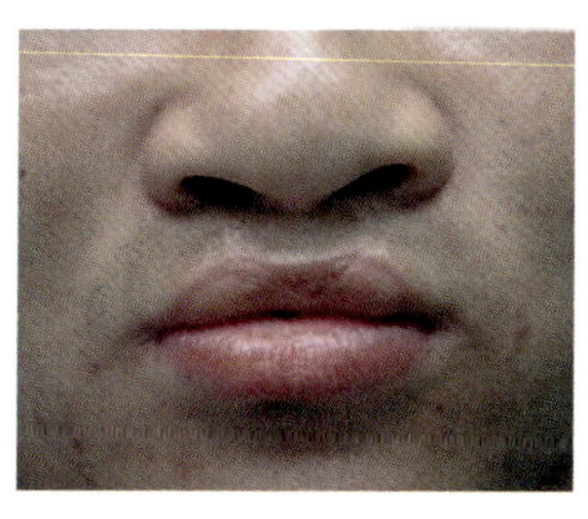
术前

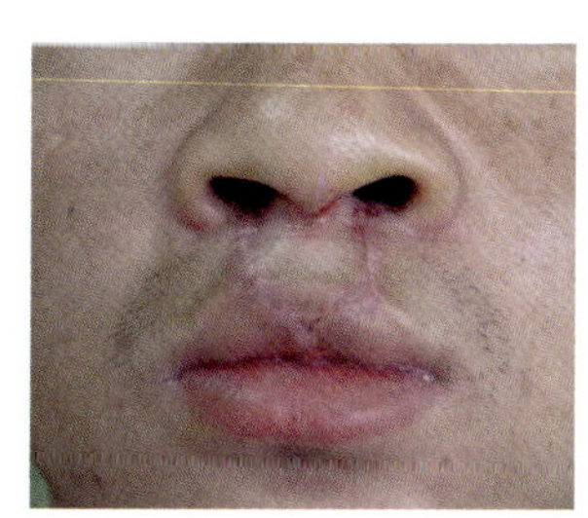
术后

而对于唇裂修复术后继发于生长发育变化而表现出来的鼻部畸形，可在18岁成年以后进行鼻部整形。

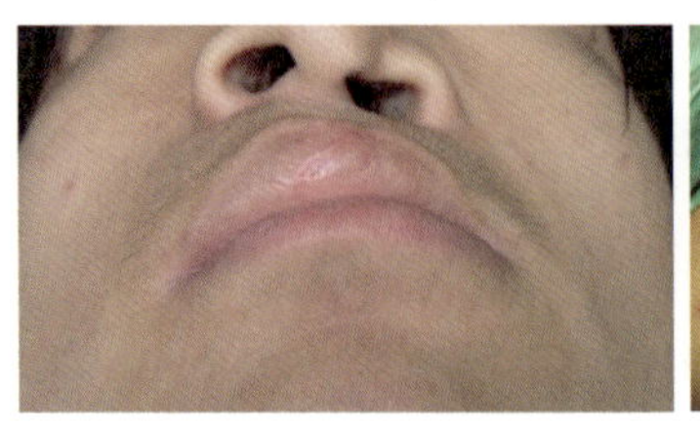

鼻畸形整复术前

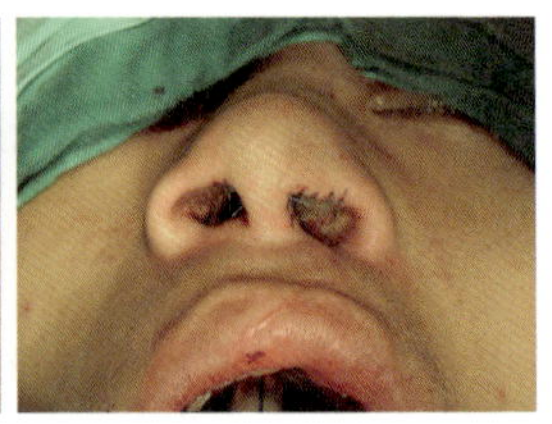

鼻畸形整复术后

大豁口的腭裂畸形

完全性腭裂因腭部裂隙大，手术复杂，操作难度大，术后并发症较严重，所以手术时间较唇裂治疗时间晚，患者术后往往存在发音不清等问题。手术时间一般选择在出生后9~12个月为宜，若术后出现腭部穿孔或复裂，不需要立即修复，小的腭瘘如果发生在年龄小的患者可能自愈，对于经久不愈的裂孔需要待6个月后再进行手术。

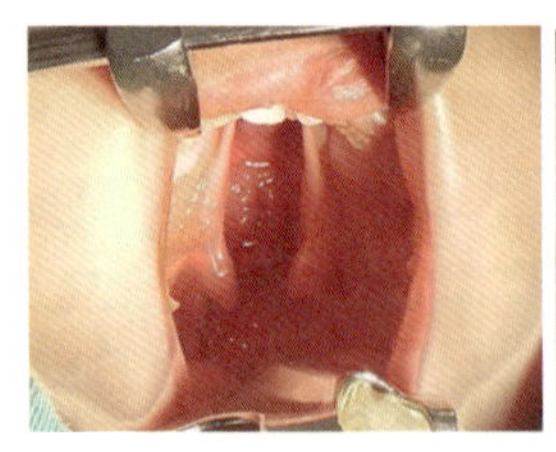

术前

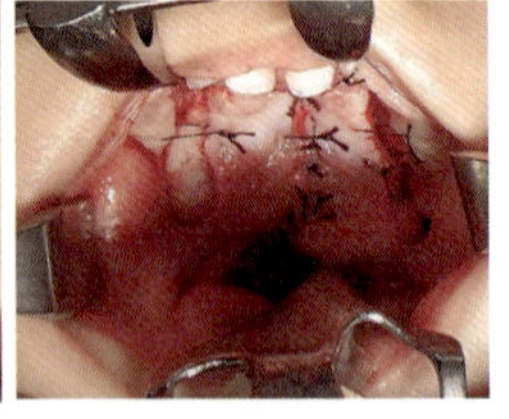

术后

对于部分腭裂患儿术后存在腭咽闭合不全，发音不清等问题，可在学龄前或者腭裂术后1年进行咽成形术，改善腭咽闭合功能，同时还可从4~5岁开始对发音不清的患儿进行语音功能训练治疗，改善发音。

大豁口的唇腭裂畸形

对同时患有双侧完全性唇裂和完全性腭裂的患儿，应先进行唇裂修补，恢复唇弓连续性，再进行腭裂修复，关闭裂隙，后期视情况可进行鼻唇继发畸形整形、咽成形术及语音训练改善发音不清等问题。

唇腭裂患儿出生时很大一部分伴有牙槽裂，牙槽裂的治疗可在唇腭裂修复完成后9~11岁时行植骨修复术，恢复牙弓完整性，为裂隙邻近及未萌牙提供骨支持。而对于唇腭裂术后继发颌骨畸形的患儿，为解决其颌骨发育异常及咬合关系错乱，18岁后还要行正颌手术治疗。

大豁口的唇腭裂对患儿的身心健康影响极大，在恢复口腔功能和改善面部外形的同时，也要时刻关注此类患儿的心理健康，必要时进行心理疏导。

颌骨畸形，未必都是牙齿惹的祸

什么是“地包天”

“地包天”，又称“鞋拔子脸”和“兜齿”等，是下颌前突的俗称，是常见的牙颌面畸形。通俗地讲就是牙齿正常咬合时，下前牙咬在了上前牙的外面，也叫前牙反䶗。

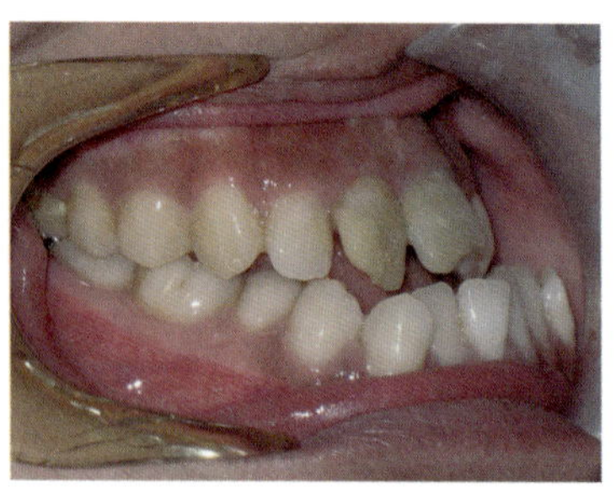

反䶗（地包天）

造成“地包天”的原因主要有哪些

遗传性因素：据统计，约一半的“地包天”患者具有明显的家族背景，且下颌骨及面部畸形异常明显。

不良的口腔习惯、不良的哺乳姿势、咬上唇或下颌前伸等不良习惯，可导致前牙反䶗及下颌前突。

替牙期的局部功能障碍：乳牙滞留或早失、上颌乳磨牙早失、乳尖牙磨耗不足、上颌恒前牙后移、上颌恒切牙先天缺失等也是下颌前突的病因之一。

某些疾病所致：腭扁桃体或舌扁桃体的慢性炎症、佝偻病、垂体前叶功能亢进等内分泌疾患、唇腭裂和下颌骨损伤等疾病均可造成下颌前突畸形。其中，唇腭裂患者术后主要是出现上颌发育不足，易造成前牙反䶗及近中错颌，下颌相对表现前突；而佝偻病患者，因其钙、磷代谢障碍及面颌肌肉异常动力，常可导致较严重的下颌前突或前牙开𬌗畸形。

如何区别牙性和骨性“地包天”

一旦发现孩子出现上述的现象，需带着孩子立即前往口腔医院做专业的检查。通过拍摄X线片并经过复杂的头影测量分析，就能初步诊断是出牙性或是骨性的“地包天”。

“地包天”的治疗

对“地包天”的治疗，我们同样提倡早发现、早诊断、早治疗的理念。因为儿童“地包天”的发展很有可能会引起孩子的身心受挫，如牙齿不整齐、下巴前伸，不仅不好看，影响美观，还影响咀嚼、言语甚至消化等功能。

虽然“地包天”给人主观的印象为牙齿的排列紊乱，但是所有的“地包天”并非都是牙齿惹的祸。牙性“地包天”只需要通过正畸治疗就能从丑小鸭变成白天鹅，然而骨性的“地包天”还需通过手术的方式纠正，即正颌手术治疗。

正颌手术需要患者生长发育稳定以后（通常在16~18岁），将错位的上下颌骨，通过外科手术方式，并利用钛板、钛钉等固定在正常的位置上，从而改善上下颌骨、面部的畸形。

家长一旦发现孩子出现“地包天”的情况不用着急，在患儿能配合的情况下尽早到正规医院就诊，特别对于骨性下颌前突畸形，若发生误诊并当作牙性错颌畸形治疗，有可能会导致畸形加重。

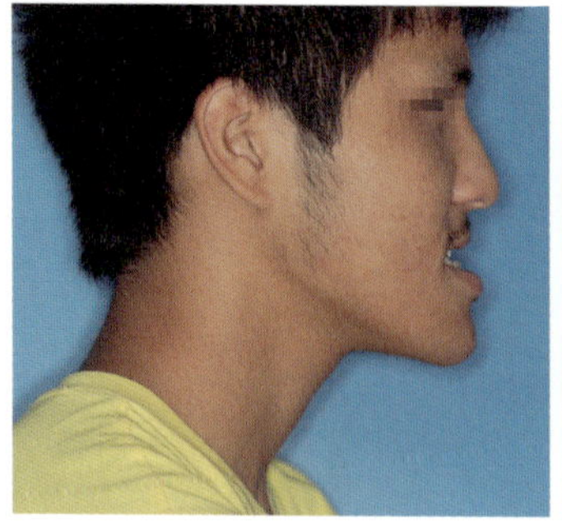

术前侧面像

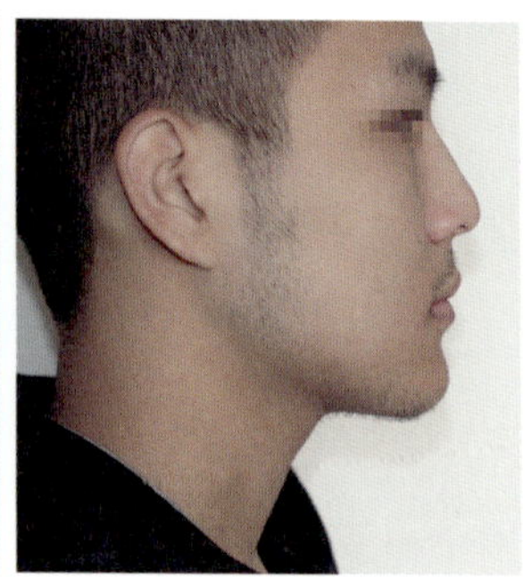

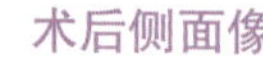
术后侧面像

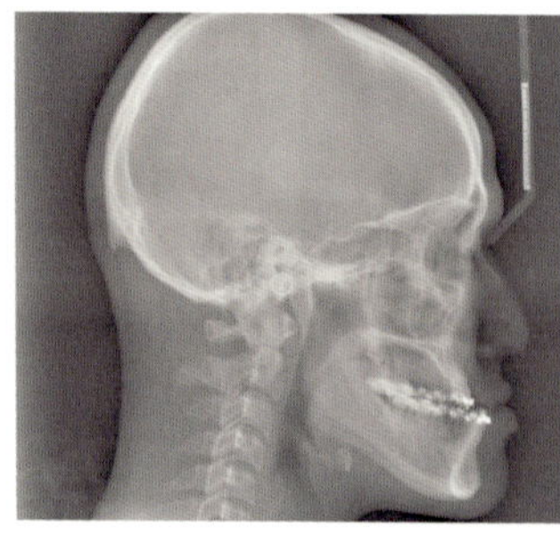

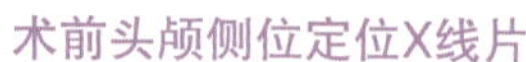
术前头颅侧位定位X线片

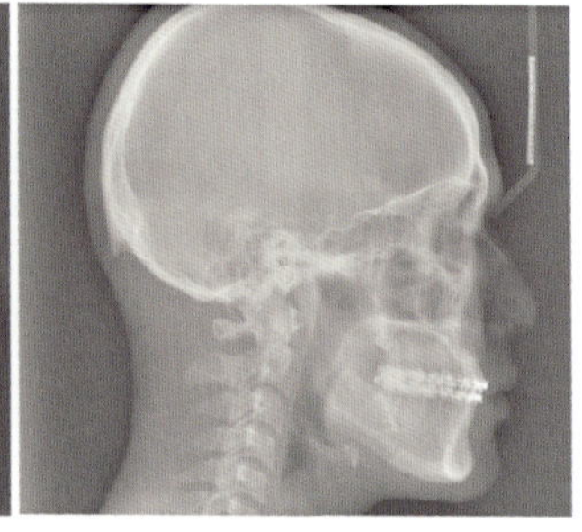

术后头颅侧位定位X线片

颞下颌关节病

“啪”的一声，下巴弹响是怎么回事

“医生，我时常感觉到关节区有弹响，怎么回事？要不要紧，要怎么处理呢？”

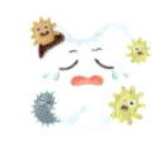

“医生，我准备矫牙，正畸医生检查发现我有关节区的弹响，建议我先来颞下颌关节科就诊，听听你们的意见。可不可以做矫正？”

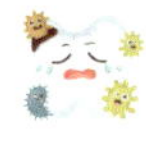

作为颞下颌关节科医生，我们经常会接诊到诸如此类的患者，那么究竟该如何回答上述问题呢？

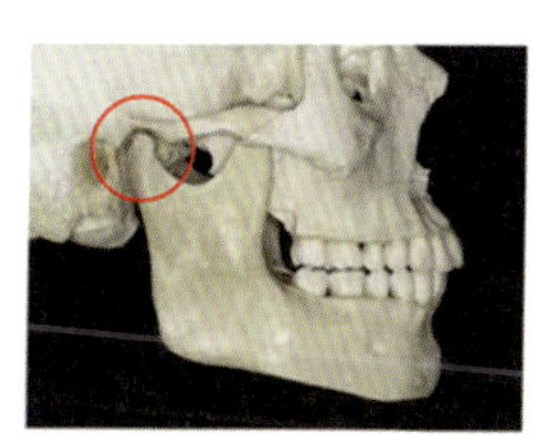

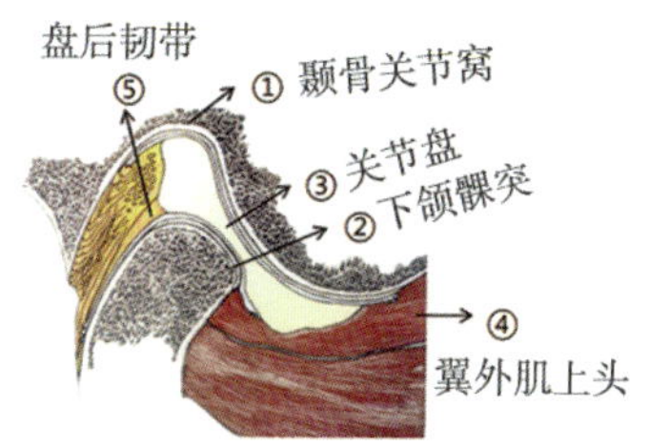

正常的颞下颌关节区结构

颞下颌关节由颞骨关节窝和窝内的下颌髁突组成，两者之间是关节盘（像是一顶覆盖在髁突上的蝴蝶状的小圆帽）。关节盘前部的翼外肌上头和后部的盘后韧带维持了正常关节盘的位置。由于关节盘是一种无血管、无神经的胶原纤维组织，所以可以承受咀嚼食物时的压力，关节区无不适症状，正常人张闭口过程中关节盘随着髁突同步运动，有效地保证了关节区的生理健康。

颞下颌关节区弹响的原因

颞下颌关节区弹响的原因大致上可以分为：关节区内部的粘连、关节头与关节窝之间关节盘发生了移位、翼外肌的亢进（兴奋）、关节囊（包绕关节结构的软组织）和韧带的松弛等。最为常见的原因是关节盘发生移位导致的关节弹响。

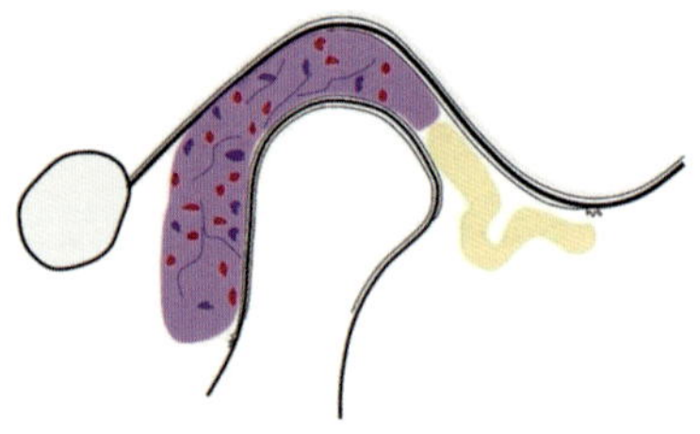

关节盘前移位的患者，牙咬上时，关节盘移位至髁突的前方，并发生皱缩卷曲。

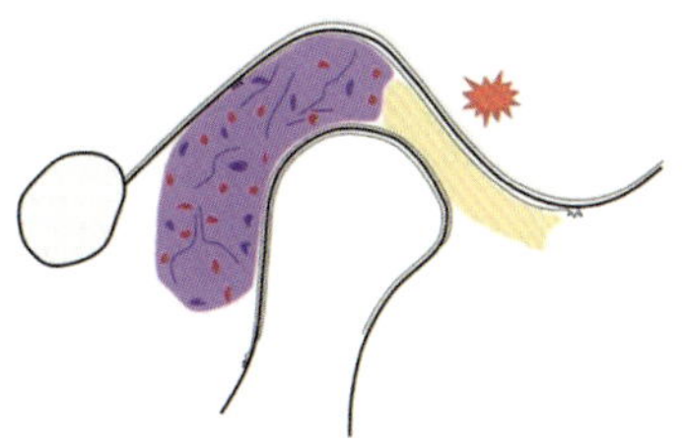

张口时，髁突向前运动某一瞬间，卷曲的关节盘靠弹性会回到原来正常的相对髁突的位置，这种髁突和关节盘之间的相对运动就会产生弹响。

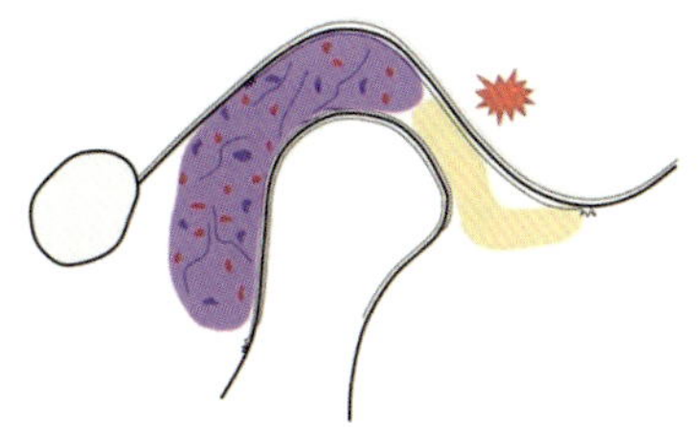

在闭口初期关节盘会髁突向关节窝内运动。某一瞬间，关节盘会被髁突挤压移位至髁突前方。

关节盘移位造成关节弹响的处理原则

仅有弹响无疼痛不适：关节盘的移位会导致髁突表面应力的增加，并且我们知道髁突是下颌骨的生长发育中心，儿童和青少年人群发生关节盘的移位不仅可能会引起髁突表面骨质的吸收，更可能引起下颌骨的生长发育障碍，导致下颌后缩，小下颌畸形。因此，建议尽早复位关节盘。目前复位关节盘的方法有两种：一种是保守治疗，使用前伸再定位殆垫，将下颌往前引导至正常的关节盘—髁突位置，在此位置关节区盘后组织进行改建；另一种是手术治疗，通过开放性手术或关节镜手术复位关节盘。

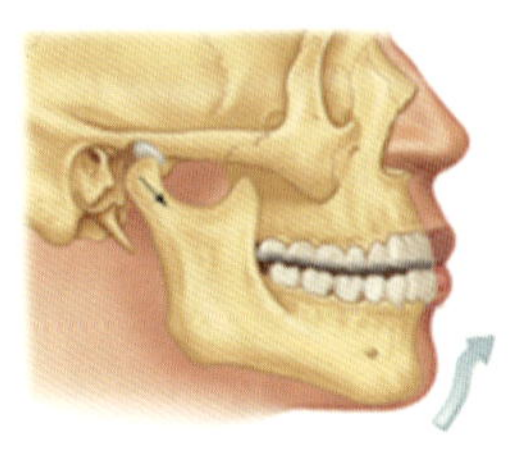
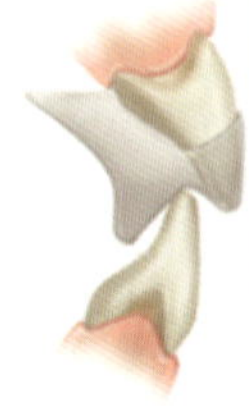
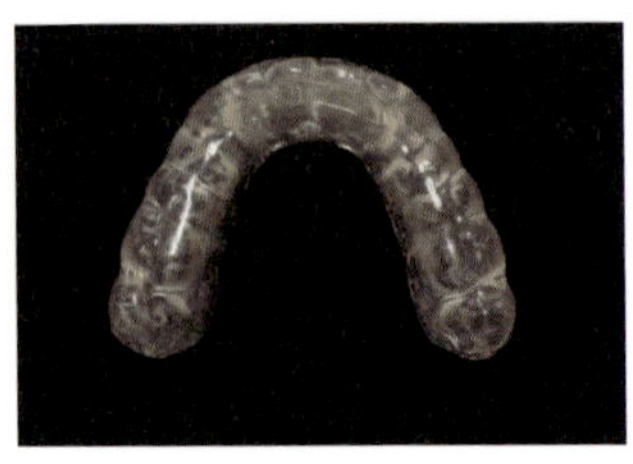

对成年患者来说，如果仅有弹响而无疼痛不适，无需处理，建议随访观察；若自己觉得这种关节弹响影响了正常的生活，可以考虑做再定位殆垫，改善关节弹响的症状。

有弹响且伴有疼痛不适：关节盘移位后，髁突会直接与关节盘后的盘后组织接触，盘后组织充满神经血管，因此咀嚼食物时髁突会对盘后组织造成挤压进而产生疼痛。此时最好的处理方法是复位关节盘，恢复或重建正常的盘-突关系，改善疼痛和弹响症状。另外，此类情况通常伴有关节表面滑膜的炎症，因此建议做关节区的灌洗治疗。

有弹响且伴有绞索：绞索指的是患者有关节卡住张不开嘴，但一会就好了，或者关节卡住下颌摆一摆就张开嘴了。这种状态下说明关节腔内部缺少滑液，存在粘连。此时需要积极配合治疗，建议在复位关节盘的同时或前期进行关节腔的灌洗，注射玻璃酸钠。

下巴歪斜怎么办

有人说，“我拍证件照时下巴怎么是歪的，甚至脸也是歪的”，结果一看是对自己颜值太苛刻。

哪怕明星，脸也很少有绝对对称的。正是这种不对称造就了和谐美，若处处左右完全对称反倒是有些刻意和不自然了。

那除了自然情况外，为什么下巴会歪，怎么处理呢？首先，要注意一些常会忽视的习惯。如用手撑一侧下巴、长时间只用一边的牙吃饭等，都可能会导致下巴歪斜，这些不良习惯要及早纠正，否则在脸歪的路上一去不复返。

还有人说，我没有这些不良习惯怎么还脸歪呢？那最大的可能就是下巴这块骨头发育不对称。这种情况可能是先天的，也可能是后天的，比如受到外伤导致骨头左右发育不一致，一边发育得快一些，一边慢一点。无论是先天还是后天的，如果已经出现歪斜，恐怕在成年前会越来越歪。当然，这种情况是可以解决的，成年后通过正颌手术并配合牙齿矫正，就可摆正这个看起来歪歪的骨头以及被骨头带歪了的牙齿了。

又有人问，我都成年了却突然发现脸越来越歪，这又是为何？那就是另一种情况了，可能是颞下颌关节有问题了。什么是颞下颌关节？通俗来讲，它在我们两侧耳朵前，张闭嘴时可感受到它们在活动，左右各一个，如果一边出现了问题，打破左右平衡，那下巴看起来就会歪。

另外，在颞下颌关节区的各种疾病都有可能导致脸歪。如果有外伤导致关节骨折，关节高度变小，下巴就会向受伤这边歪。根据不同年龄和骨折范围，采取保守或手术治疗后恢复之前骨头高度，下巴就摆正了。

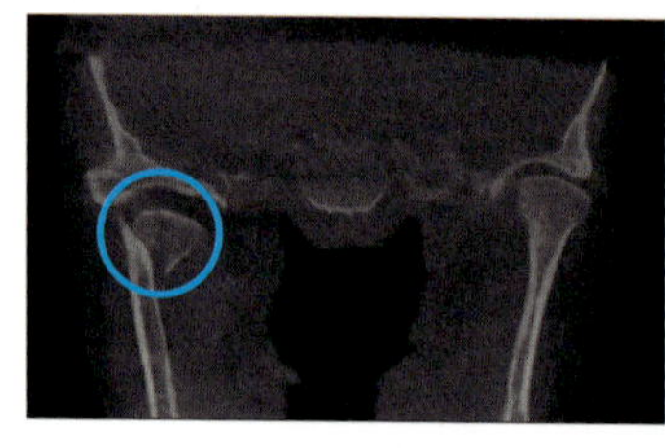

骨折手术术前

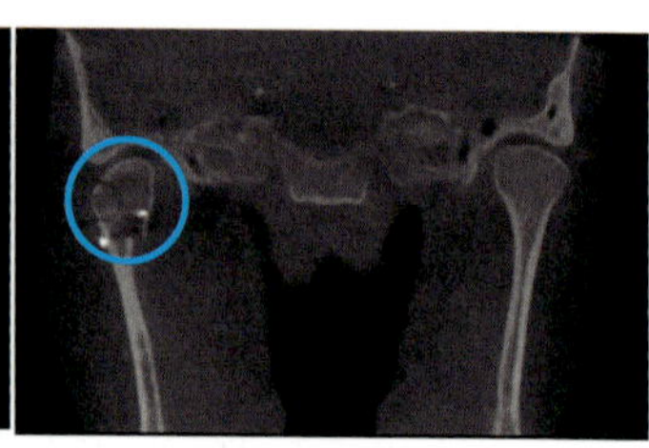

骨折手术术后

关节强直，多由于关节骨折未治疗而形成骨球，张不大嘴以及脸越来越歪，手术治疗后张口训练可改善张口情况，脸也不歪了。

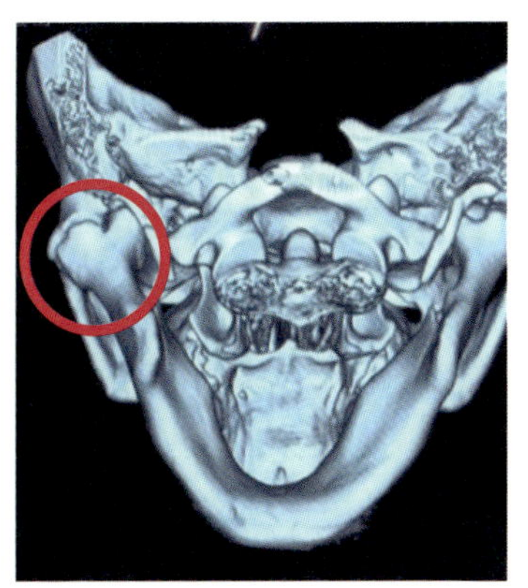

左侧关节强直

关节肿瘤相对并不多见，且多为良性，常因颞下颌关节区的膨隆、脸歪等症状才发现，拍X线片便可发现异常，这类疾病手术治疗后就能改善脸歪。

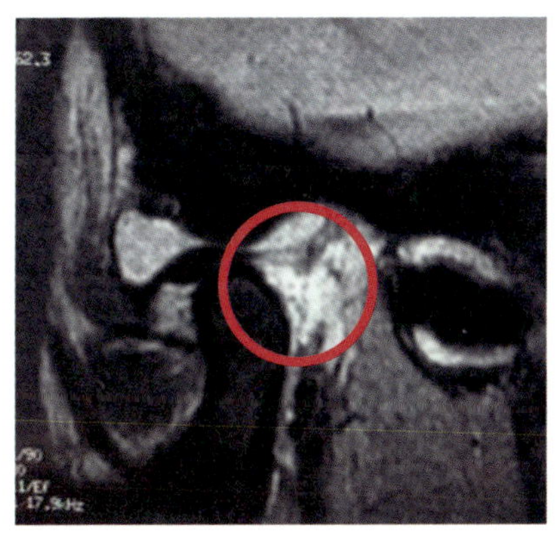

左侧关节滑膜软骨瘤

还有一类，关节和上面骨头中间的“软垫子”——关节盘位置变化了。别小瞧它，它移动了位置可能会影响同侧骨头发育，青少年患者若被及时发现、及早干预、密切随访，可很大程度上纠正被影响的骨头。因此，家长们要加以重视。

下巴歪斜各种各样，有的是真歪，也有好多是心理作用。及时纠正不良习惯，密切关注异常变化，尽早就诊干预可减轻脸歪程度，恢复正常，达到面部和谐健康美。

嘴巴突然张不开怎么办

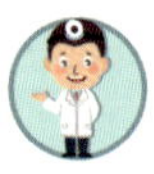

把嘴巴张大，我们做个核酸。

啊……

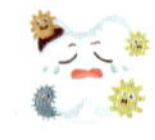

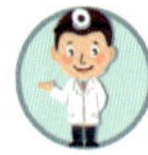

再张大一点，不然测不到喔。

医生，昨天开始就只能张这么大，不能再张大了。

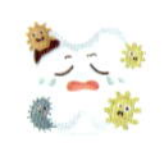

今天我们就来了解一下为什么会出现嘴巴突然张不开，以及发生了之后应该怎么办。

颞下颌关节紊乱　有研究表明，70%的人在一生中都会至少得过一次颞下颌关节紊乱病。其中，临床上最常见嘴巴张不开的原因是不可复性关节盘移位。这类患者通常都会有一段时间的关节区张闭口弹响史，突然有天弹响消失，口就张不大了。

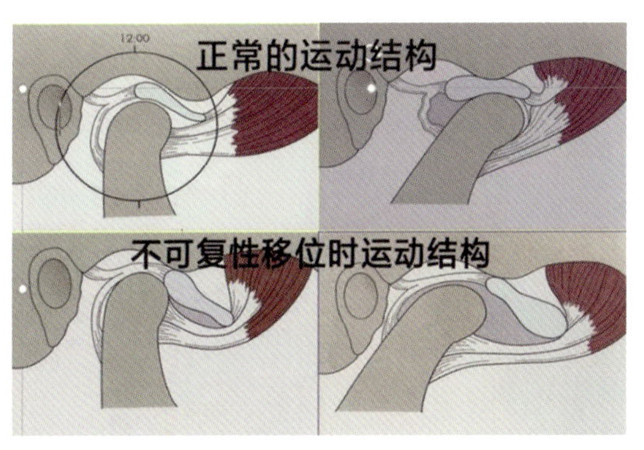

正常关节和不可复性关节盘移位张口闭口时的关节盘位置

一发现就应立即去医院进行手法复位，将移位的关节盘拉回到正常的位置。对张口受限时间在2~3个月以内的，大概率可成功复位，复位成功后配合使用导板治疗。对“卡住”时间较长的患者，不能通过手法复位的关节盘，则需要患者进行适应性改建，通过定期关节腔灌洗并注射玻璃酸钠联合使用稳定性导板，可服用非甾体类抗炎药来缓解症状，同时也可以考虑通过理疗等方法。若上述保守治疗无效，就需要考虑手术治疗。

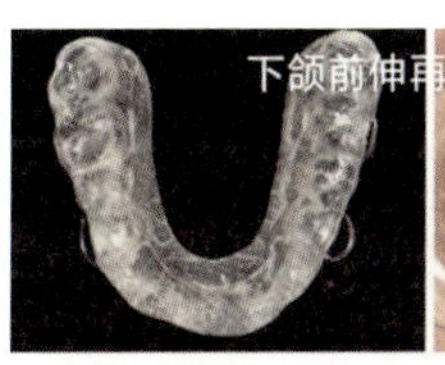
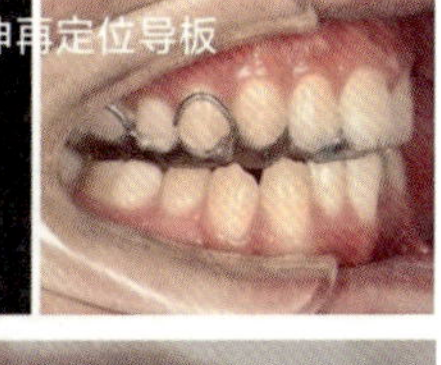

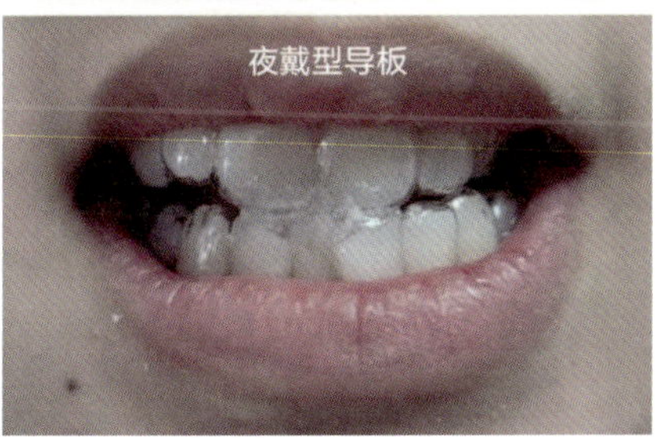

殆垫治疗不可复性关节盘前移位

智齿发炎　智齿发炎有时会引起张口受限，这是由于炎症扩散到周围的肌肉，引起肌肉反射性痉挛。这时可去正规医院进行冠周冲洗，把智齿周围的脏东西清洗干净，同时配合消炎治疗，待炎症消除后拔除智齿。另外，也有部分患者拔牙后突然嘴张不大，大概率是由于肌肉受创伤及创伤性炎症激惹引起肌肉痉挛，这类患者一般在拔牙当天就会出现张口受限，可进行肌肉的按摩理疗来恢复。

破伤风　“在工地干活的李伯伯有一天扎到一根生锈的钉子，几天后突然嘴巴就张不大了。”90%以上的破伤风患者发病的起始信号是由咀嚼肌痉挛造成的牙关紧闭，这时应立即去综合性医院清理伤口并及时注射破伤风抗毒素。

骨折　骑车或各种意外致颌面部损伤的患者，有可能出现嘴张不大。“脸肿了，等消了肿就好了。”一周过去了，嘴巴还是张不开。这时就要注意啦，有可能是骨折了。颧骨颧弓以及下颌骨骨折，都会出现张口受限，应立即到医院拍X线片检查，看是否存在骨折情况。

另外，长期嚼槟榔以及颌面部的肿瘤也可渐进性地引起嘴张不大。最后再强调一点，治疗时间很关键，嘴张不大后应及时去医院，跟医生详细交代疾病情况，以便尽早确诊和对症治疗。

“下巴掉了”没那么可怕

日常生活中常有这样的事情发生，有的人在一阵哈哈大笑之后张嘴过大，突然闭不上嘴，上下牙也合不上了，而且还流口水，说起话来也支支吾吾听不清楚。下巴向下垂，脸明显地长了，这就是人们通常所说的“掉下巴”。“掉下巴”的医学术语是颞下颌关节脱位。

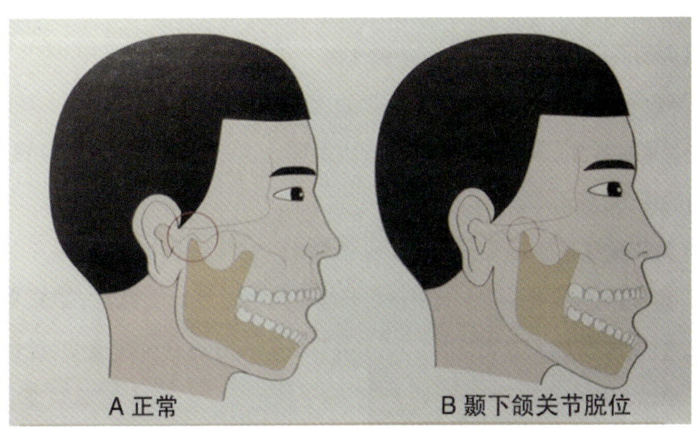

颞下颌关节脱位的病因是什么

急性颞下颌关节前脱位治疗不当会出现反复性或习惯性脱位。

老年人、体弱多病或有系统性、消耗性疾病患者易发生颞下颌关节脱位。

一些不当或过度行为，如大笑、打呵欠等突然大张口、咀嚼硬食或呕吐时容易导致颞下颌关节脱位。

医源性因素进行口腔治疗，如拔牙、牙体预备时间太长（超过30分钟）易导致脱位。

外力因素如打架、车祸等外伤，篮球、足球等对抗性激烈的运动项目，在开口状态下，下颌受到外力的作用会脱位。

先天性因素常见于关节韧带或关节囊先天发育不足、关节结节解剖形态异常。

颞下颌关节脱位如何治疗

一般采用手法复位。将患者的头部固定，医生将食指置于下颌骨对应的第三磨牙的外侧，其他手指在颏部，拇指向下后方加压，其他手指向上加压，直至颞下颌关节复位。

关节脱位复位以后不采取进一步治疗的话有可能会再次脱位，因此，术后可用Barton绷带固定下颌骨于关节复位后的位置。除此以外，生活中还需避免过度张口。

颞下颌关节脱位如何预防

平时要限制大张口的动作，张口度要限制在自己手指的两横指以内。

避免进食大块硬食，在打哈欠、大笑打喷嚏等时，主动及时用手托住下颌，以避免过度运动而造成脱位。

在进行一些需要大张口才能配合的医疗操作时，一定要事先向主治医生说明自己的情况。

“张口痛，咬合痛”怎么办

“我最近耳前方总是不舒服，牙倒没有不舒服，就是每次张嘴巴会痛、咬合也会痛，怎么办？”这是个困扰很多患者的问题。临床上有很多患者前来就诊时诉说自己面部及关节区域疼痛，张闭口、咬东西的时候痛，那么很有可能患有颞下颌关节紊乱病（TMD）了。

什么是颞下颌关节紊乱病

颞下颌关节紊乱病是指累及颞下颌关节和/或咀嚼肌系统，具有一些共同症状（如疼痛、弹响、张口受限等）的临床问题的总称。目前该病病因尚不明确。

颞下颌关节紊乱病疼痛来源于关节、肌肉、筋膜等不同组织，因此临床表现有所不同，患者对疼痛的描述亦多种多样。临床上还有如颞下颌关节创伤、滑膜炎、咀嚼肌功能亢进、骨关节病、类风湿关节炎等均可引起颞下颌关节紊乱病关节源性疼痛，我们以不可复性关节盘前移位为例来说明为什么张口、咬合痛。

颞下颌关节是一个活动的关节，关节头和颅骨之间有个“减震器”即关节盘，关节盘后方“橡皮筋”一样的结构牵拉着关节盘，我们咬合的时候，力量可以通过关节及关节盘传达到颅底。之所以出现张口痛，我们拿不可复性关节盘前移位为例，当我们张口的时候，关节头挤压关节盘向前，而关节盘后方“橡皮筋”就会一直牵拉超出“橡皮筋”的弹性范围，这种牵拉就会导致张口痛。因此，当关节盘不可复性前移位时，关节盘类似于“减震器”，而“减震器”移位以后就会导致骨头和骨头直接挤压“橡皮筋”，而这个“橡皮筋”里富含神经和血管，就会产生疼痛。

疼痛该怎么治疗

因不同的病情，疼痛治疗方式不同，所以一旦出现以上症状，就要及时前往医院就诊，在专业医务人员的指导下选择恰当地治疗方法。盲目治疗不仅对改善症状无益，严重者还会拖延或加重病情，影响预后效果，降低生活质量。但是，出现问题也不要过分担心，一定要做到早发现、早诊断、早治疗。

牙及牙槽外科病

智齿不痛拔不拔真的无所谓吗

智齿，一般在成年后萌出。这个年龄段是心智成熟的阶段，故得名智齿，又名阻生齿，是指由于邻牙、骨或者软组织阻碍导致只能部分萌出或者不能萌出，且以后也不能萌出的牙。智齿一般分别在左右上下两排牙齿最里面的一颗，一般最多可长四颗。

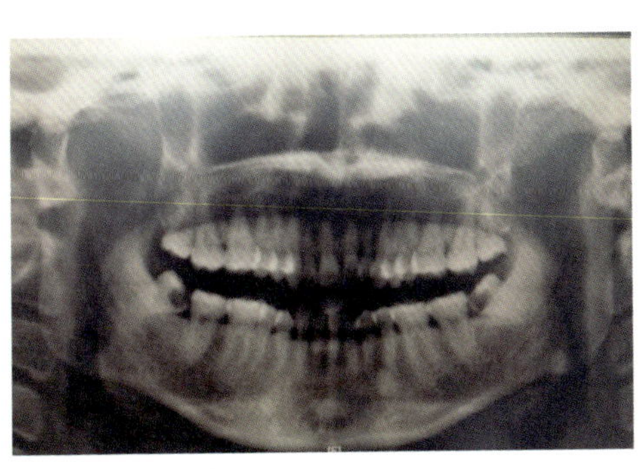

现在不少年轻人认为，只要智齿不痛，就没必要拔除。

就算智齿周围牙龈发炎，吃一些消炎药，抗炎治疗后觉得不痛或者疼痛明显减轻，就算了，不再去看医生。这都是不正确、不科学的观念。大多数情况下，智齿就像是一颗可能被引爆的“地雷”。它虽然也是我们的牙齿，但是大多数情况下对我们没有好处，反而带来诸多坏处。

其一，因为智齿不能萌出或者部分萌出，牙齿的远中就会盖一层牙龈的“小被子”，在这个“小被子”底下容易残留各种食物残渣，也是我们口腔清洁的卫生死角，里面藏污纳垢，细菌繁殖，久而久之，龋齿、智齿冠周炎等各种口腔疾病就会找上门来，严重者因为反复发炎、流脓，导致张口受限或者面颊部穿孔流脓，形成难以愈合的瘢痕。其二，有些智齿长歪了，却没有露头，因为其不停地生长，可导致牙齿排列越来越不齐或者被邻牙吸收，严重者邻牙无法保留。其三，有些智齿虽然正位萌出，但当对颌有牙齿时可能出现咬腮帮子的情况；若对颌没有牙齿，它本身就会不停地生长，比邻牙还高，导致邻接处食物嵌塞或者对颌牙龈被咬伤，或者摩擦颊部。其四，智齿也可能导致颞下颌关节区疼痛、张口受限等不适。其五，有些智齿看不见身影，潜藏于牙龈下，可引起不明原因的疼痛，也可引起牙源性的囊肿或者肿瘤。

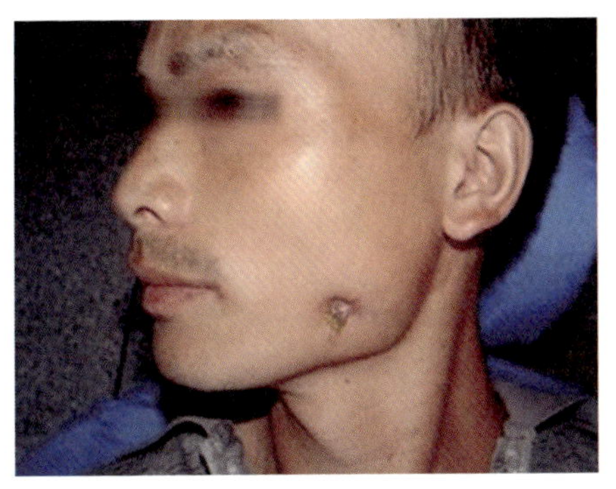

哪些情况下智齿要拔除呢？如智齿龋坏、蛀牙；反复引起智齿冠周炎，导致疼痛或张口受限；引起食物嵌塞；因矫正牙齿需要拔除；引起不明原因的疼痛，可治疗性拔除；咬颊或者摩擦颊部者需拔除；因智齿导致的颞下颌关节张闭口时弹响或者疼痛者，需拔除。

哪些牙齿应该拔除

牙齿是我们最重要的小伙伴，它承担着咀嚼、发音、美观等功能。但是生活中因为自身磨损、感染、炎症或者外伤损伤了我们的牙齿，严重者甚至需要拔除患牙。

一提到拔牙，多数人是畏惧的，甚至认为拔掉一颗牙，松掉一大片，这个想法是不正确的。牙齿松动的罪魁祸首是牙周病，而拔牙不会引起其他牙齿松动。其实拔牙没你想象得那么恐怖，甚至拔除某类牙齿，对口腔健康有极大帮助。

那么，哪些牙齿应该拔除呢？

严重的龋齿

当牙齿龋坏面积较大，形成残根、残冠无法修复，甚至有些牙齿出现髓室底穿无法修复，则需要拔除。

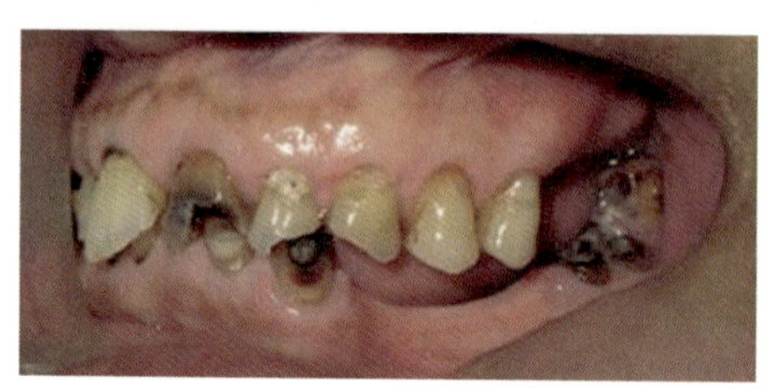

松动的牙

因牙周病导致牙槽骨大部分丧失，牙齿松动达二度以上，自己手摸晃动明显，采用常规治疗和手术治疗无法获得稳固和功能性的牙齿。

阻生智齿

智齿是口腔中最晚长出的牙齿，也是人类进化中逐渐退化的牙齿，并没有实际用处。存在前文叙述情况的智齿需拔除。

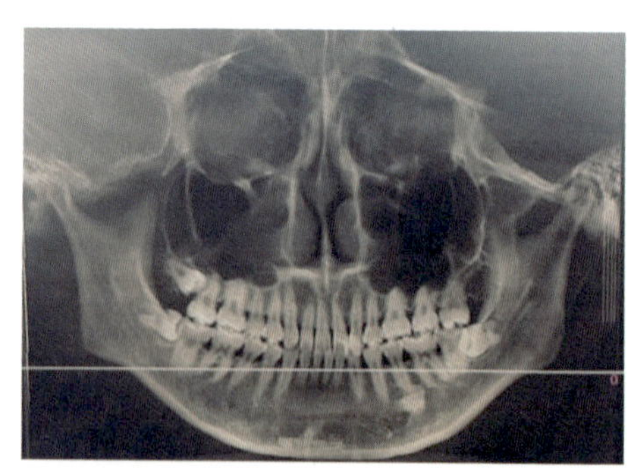

病灶牙

引起颌骨骨髓炎、牙源性上颌窦炎等局部病变的病灶牙需拔除。

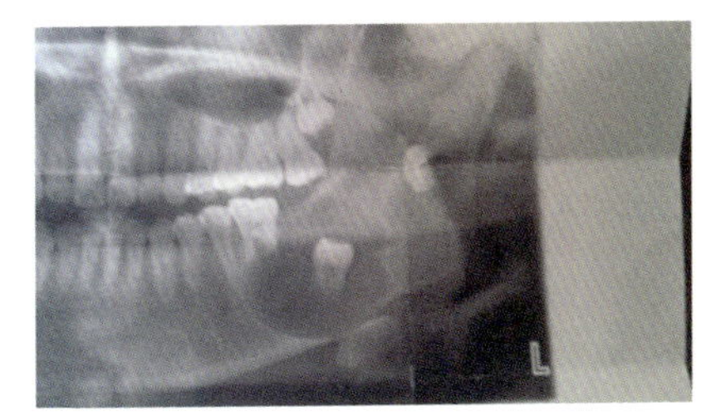

多生牙

多生牙萌出位置不佳会导致牙列不齐，不仅影响整体牙齿的整齐，还会阻碍正常牙齿的咀嚼功能，需拔除。

治疗拔牙

因正畸治疗、义齿修复、囊肿或者良性肿瘤累及的牙，影响治疗效果时需拔除。恶性肿瘤放疗前，为减少放射性或药物性颌骨骨髓炎的发生，有些牙齿需提前拔除。

牙外伤

根中1/3折断需拔除；而根尖1/3折断可经治疗后观察，牙体组织基本完整的脱位或半脱位的牙齿，应复位保存。冠根纵劈需拔除。

乳牙滞留

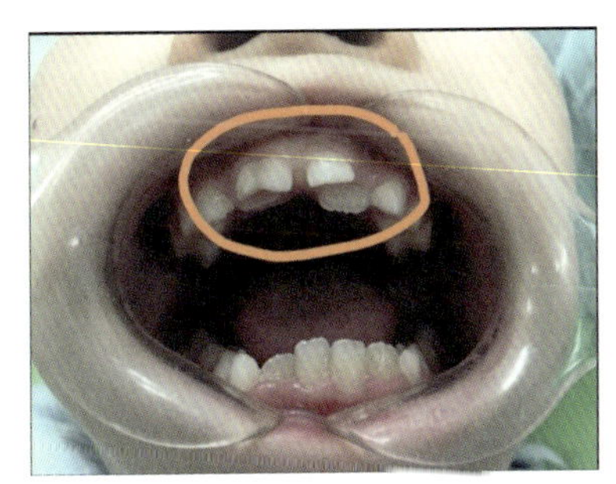

滞留乳牙影响恒牙萌出者应当拔除。如成人牙列滞留的乳牙，其对应恒牙先天缺失或无法就位，可暂保留。

移位、错位牙

影响功能、美观，造成邻近组织病变或邻牙龋坏，不能用正畸等方法恢复正常位置的，都要拔除。

全身系统性疾病患者能拔牙吗

医生，请问我平时血压有点高，能拔牙吗？有糖尿病可以拔牙吗？有心脏病病史拔牙风险是不是很大呀？

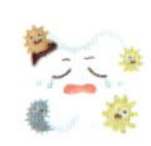

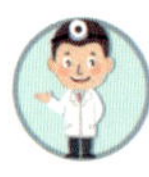

伴有全身系统性疾病在一定情况下是可以考虑拔牙的，但在以下情况下应视为拔牙禁忌证或暂缓拔牙。

心脏病

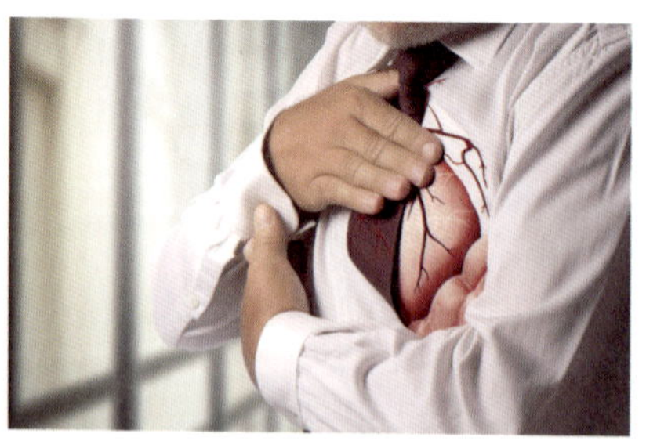

有近期（6个月）心肌梗死病史者。

近期心绞痛频繁发作。

心功能Ⅲ～Ⅳ级，或有端坐呼吸、发绀、颈静脉怒张、下肢水肿等症状。

心脏病合并高血压者，血压超过180/100mmHg。

有三度或二度Ⅱ型房室传导阻滞、双束支传导阻滞、阿–斯综合征（突然神志丧失合并心传导阻滞）病史者。

高血压

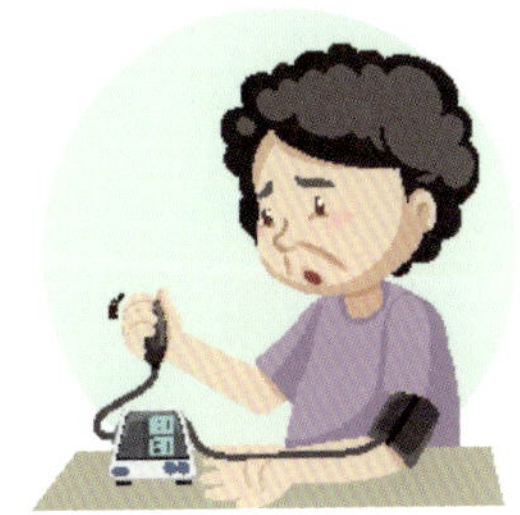

当血压高于180／100mmHg，则应先控制血压后再行拔牙。对高龄高血压患者，术前血压控制在160／90mmHg情况下，术后应继续控制血压，防止拔牙后出血。

造血系统疾病

贫血：血红蛋白在80g／L以下，应暂缓拔牙。

白血病：急性白血病，白细胞数低于1×10^9/L。

粒细胞减少症患者:中性粒细胞低于1×10^9/L。

原发性血小板减少性紫癜:血小板计数低于50×10^9/L。

血友病:血友病患者第Ⅷ因子水平在正常的30%以下。

糖尿病

当空腹血糖在8.88mmol / L以上时，应暂缓拔牙。

甲状腺功能亢进症

手术刺激及感染可能引起甲状腺危象，有危及生命的可能。通常在甲状腺功能正常的情况下，静息脉搏在100次 / 分钟以下，基础代谢率在+20%以下方可拔牙。

肾脏疾病

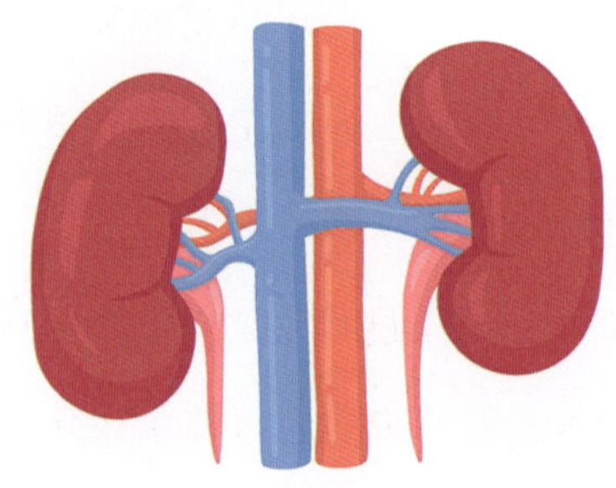

各类急性肾病，内生肌酐清除率降低到正常值的50%甚至更低，血肌酐进行性升高，应禁止拔牙。

肝脏疾病

急性肝损伤：谷草转氨酶大于（AST）200U/L，谷丙转氨酶大于（ALT）300U/L，超过正常参考范围上限8倍以上，DeRitis比值（AST/ALT）<1，伴有血清胆红素升高者，应禁止拔牙。

恶性肿瘤患者

如牙位于恶性肿瘤中或已被肿瘤累及，单纯拔牙可能激惹肿瘤并引起扩散，应视为拔牙禁忌。

微创拔牙

1985年，“微创”的概念是佩恩（Payne SR）医生在他治疗尿路结石的文章中首次提出的。之后微创技术逐渐应用到口腔颌面外科拔牙领域。对于传统的拔牙，想必大家都有一定的了解。一提到拔牙，首先出现在大家脑海中的是难以忍受的疼痛，当然也少不了令人毛骨悚然的“叮叮当当”的锤凿敲击声。的确，这让很多人都患上了“拔牙恐惧症”。因此，微创拔牙不仅是技术层面的巨大进步，也是人文关怀和以患者为中心的现代医学理念在拔牙中的体现，可以说是社会进步和发展的必然。

微创拔牙的概念

微创拔牙就是在拔牙过程中，通过使用标准的拔牙器械，应用微创的手术技巧，使拔牙过程对患者的身心产生创伤和影响最小化，愈合更快，医生和患者更少忧虑。微创拔牙被美国牙医协会（ADA）列入“优先推荐”的牙科治疗，也是进行牙槽嵴保存技术的前提。

微创拔牙的优点

传统拔牙技术需要采用骨凿去骨、锤子敲击增隙、劈冠器劈冠等,经常会出现神经损伤、张口受限、颞颌关节损伤等拔牙并发症,同时也会对患者，尤其是儿童、老年人产生严重的心理影响。微创拔牙具有术中无暴力、患者恐惧轻、手术创伤小、保护周围牙周组织、手术时间短、交叉感染少、手术并发症少、创口愈合快等优点，微创拔牙技术也是患者比较容易接受的一种拔牙方法。

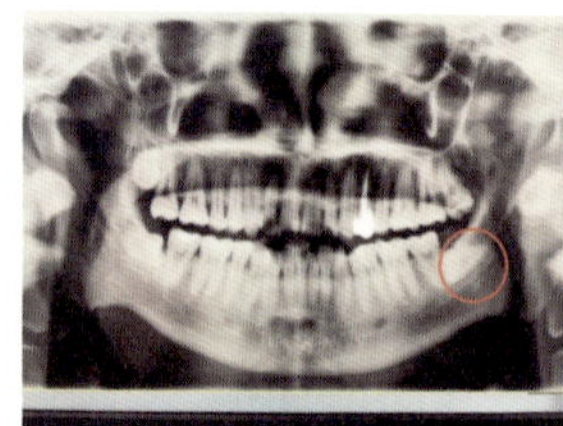
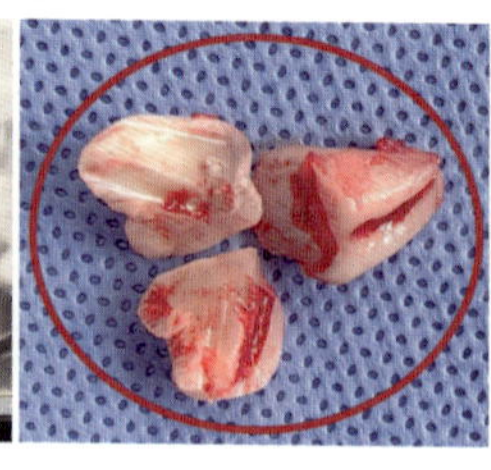
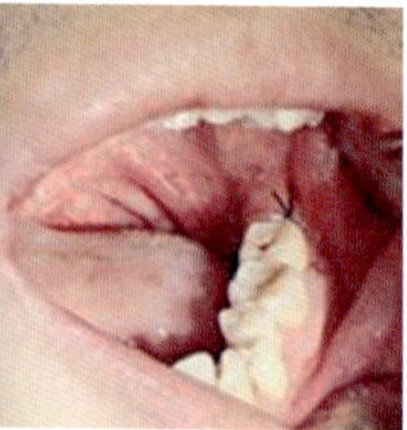

术前全景片，术后38牙体微创拔除术后口内照

第三章

口腔修复篇

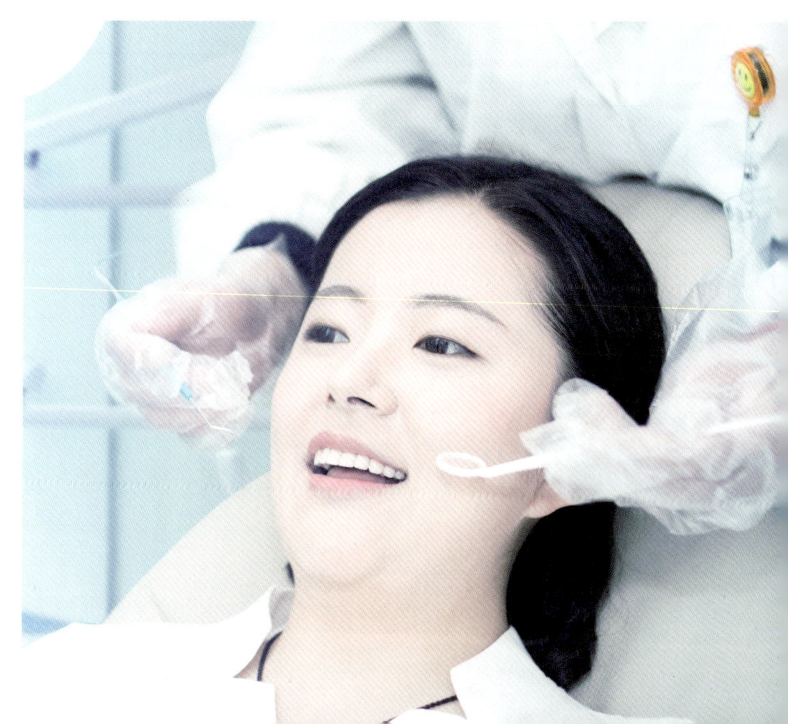

牙缺损修复

门牙外伤后该如何处理

门牙，也就是上下颌的前牙，是关系着我们美观和咀嚼、发音功能的重要牙齿。在牙齿的外伤中，门牙受伤占了大部分，是口腔急诊中的常见病和多发病，会对患者造成咀嚼、发音功能和美观影响。

导致前牙外伤的原因很多，主要见于摔跤、碰撞、交通事故、暴力行为以及篮球、足球等剧烈运动。前牙外伤后该如何处理呢？治疗效果往往与处理是否及时和方法是否正确密切相关。

前牙受伤后，我们首要做的是就近选择口腔医院或去专业医疗机构就医，第一时间寻求专业口腔医生的帮助。首先医生会对患牙做临床检查，常规还需要做影像学检查，如拍摄牙齿的根尖X线片、全景X线片或CBCT。待综合评估牙齿的损伤情况后，制订治疗方案。

这里就单纯的各种前牙外伤类型的处理方法进行简单介绍。

牙釉质裂纹或缺损：牙齿表面釉质有裂纹或微小缺损时，可以不做处理，也可磨光锐利边缘或用复合树脂充填。建议定期复诊检查，一般是6~8周和一年后。

牙冠折断：有牙体组织缺损但牙髓未暴露时，如果折裂的牙片是完整的话，可以将断冠重新粘接回去，以恢复美观，或者选用牙科树脂和其他修复材料修复，若靠近牙神经还需用盖髓材料保护神经。建议定期进行复查，一般为6~8周和一年后。

牙冠折断暴露牙髓组织：如果是牙根还未发育好的年轻恒牙，首要原则是保护牙髓组织，以利于牙根的继续发育。通常采用部分活髓切断术，缺损的部分再用材料临时修复，待牙根发育完成之后，再进行永久性的牙套修复。如果是牙根已发育完全的恒牙，则直接进行根管治疗，接着采用桩核和牙套修复，以恢复功能和美观。

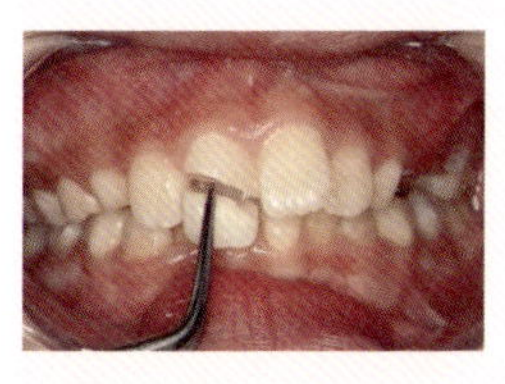

11牙折断露髓

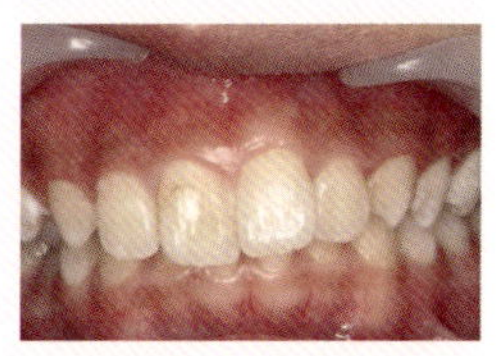

冠髓切断术后，断冠黏接修复

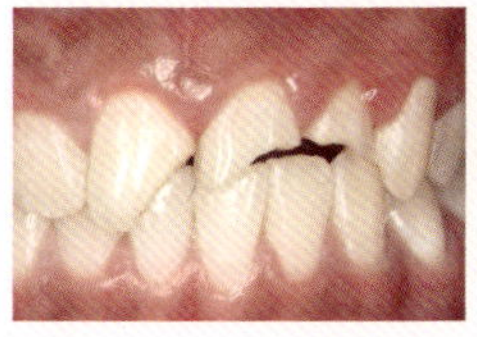

11、21、22牙外伤折断

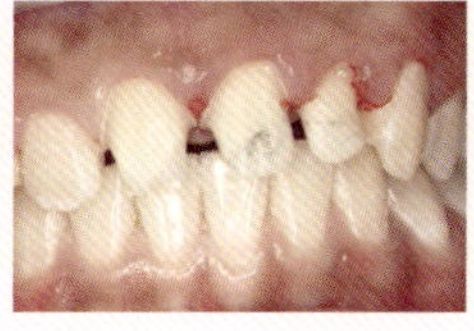

11、21、22牙桩核修复

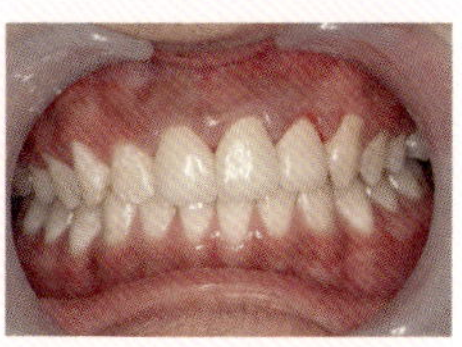

全瓷冠最终修复

牙根折断：需要拍X线片后确定折断的部位再制订治疗方案。如果折断处在根中上段，则不建议保留，拔除后再行种植牙或其他修复。根中下部分折断则可复位后利用弹性夹板固定4周甚至更长时间，直至断端愈合。若是牙髓坏死，应尽早行根管治疗术。

牙齿松动、移位或伸长：此时，先要将松动移位的牙齿复位回去，然后采用弹性固定夹板，固定2~4周时间。若是牙齿松动移位不明显，则先行观察，无须处理。后期若出现牙髓坏死则需做根管治疗。

完全性牙脱位：指牙齿受外力作用从牙槽窝完全撕脱出

来，这是最严重的牙外伤类型。建议尽快妥善保护脱落的牙齿，采用生理盐水、纯净水、纯牛奶浸泡，或含于口中，绝不能干燥保存，也不能泡在酒精中，应尽快就近就诊。尽快将离体牙再植回去，牙齿脱出牙槽窝时间越短，再植牙的存活率越高，理想的时间是30分钟以内。复位后，使用强力纤维带加树脂夹板弹性固定再植牙，固定时间为2~4周，并且需要定期复查，酌情做进一步的治疗。

牙列缺损，缺的仅仅是牙齿么

生活中，我们总觉得牙齿掉一颗、两颗无所谓，反正还有那么多颗牙呢，以致长期对缺牙毫不在意。即使牙齿缺失越来越严重，一部分人仍然认为“谁都会掉牙，不用太在意”，除了吃东西不方便，其他并无大碍。其实牙齿缺失无小事，关乎全身健康，让我们看看缺牙带来的危害。

影响邻牙健康

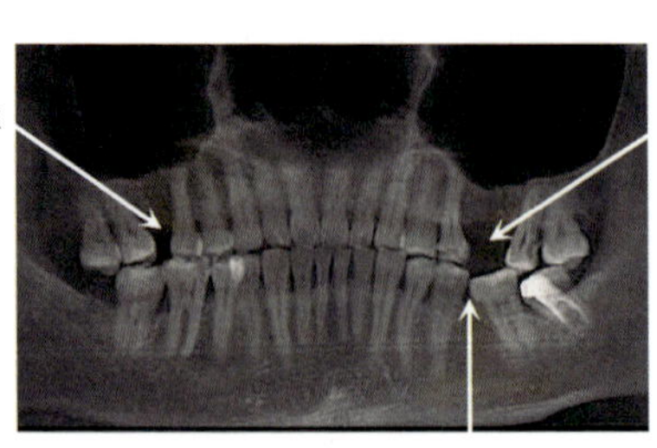

当牙齿缺失后，会导致邻牙因为缺少支持而加重负担，逐渐向缺牙的位置处偏移，久而久之就容易引起牙齿松动，加速其他牙齿的脱落。另外，咬合关系和牙齿排列也会出现错乱，这时候很容易造成食物嵌塞，引发口腔疾病。

说话不清，影响美观和交流

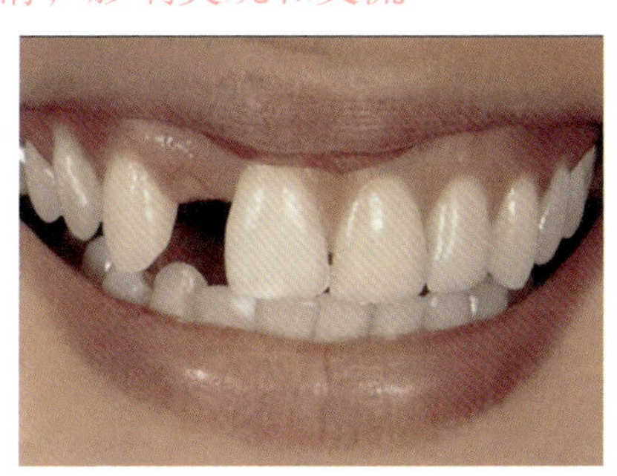

牙齿不仅有咀嚼功能，在美观、发音方面也起着重要的作用，如“唇齿音”“舌齿音”，都需要牙齿的辅助。当前牙缺失时，除了不美观，发音也会模糊不清，这就是我们常说的“说话漏风”，影响人际交往。

引起面容苍老

面部的轮廓是由上下颌骨、牙槽骨和牙齿进行支撑的。当牙齿缺失后，缺牙区的牙槽骨萎缩，支撑力下降，表现为鼻唇沟加深、口角下垂、皱纹增多，给人苍老的感觉。

诱发消化系统疾病

正常情况下，食物通过牙齿咀嚼后，进入胃肠道后被消化吸收。咀嚼食物可引起神经反射，一方面促进胃液分泌，帮助消化；另一方面促进胃肠蠕动，加快对食物的吸收。但当牙齿缺失后，咀嚼功能下降，胃液分泌减少，胃肠蠕动减慢，会导致胃肠功能紊乱，严重者甚至会出现消化系统疾病。

所以，不要以为缺牙是小事，一定要及时检查和修复。

残根残冠作用大

牙齿因龋坏等因素导致牙冠大部分缺损，称为残冠。若牙冠基本缺失，仅余牙根，称为残根。如何充分利用剩余健康牙体组织进行修复，以恢复牙列正常生理功能是口腔医生需要解决的重要问题。近年来，国内外学者不断对残根残冠的修复理念、技术等深入研究，不仅让残根残冠的保留率大大提高，也让深受口腔疾病困扰的大众多了一项新选择。

多项标准诊断残根残冠，大大提高存留率

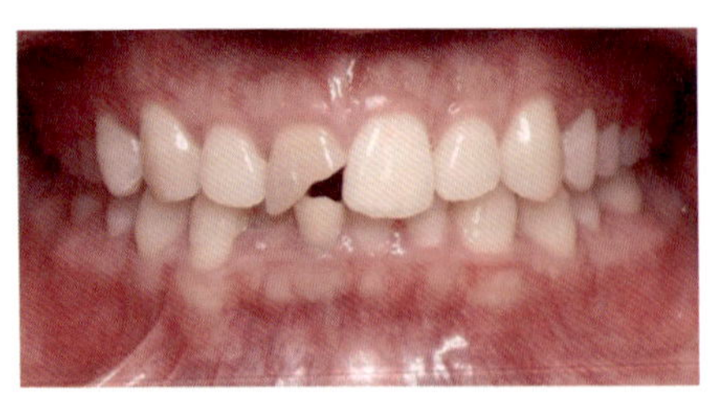

“还能不能留”是普通大众对残根残冠是否保留最大的困惑。如今，随着多学科联合治疗的发展，以及设备精密度的提升，大幅提高了残根残冠的存留率，我

们认为可保留的残根残冠应具备如下条件：牙齿根尖部位的炎症的发展范围在1mm的直径范围内；牙根吸收不大于原来根长的1/3；牙周状况比较理想；松动、牙槽骨吸收不具有显著性，完成精细的根管治疗后，就可以保存残根残冠。

残根残冠修复方式不断创新

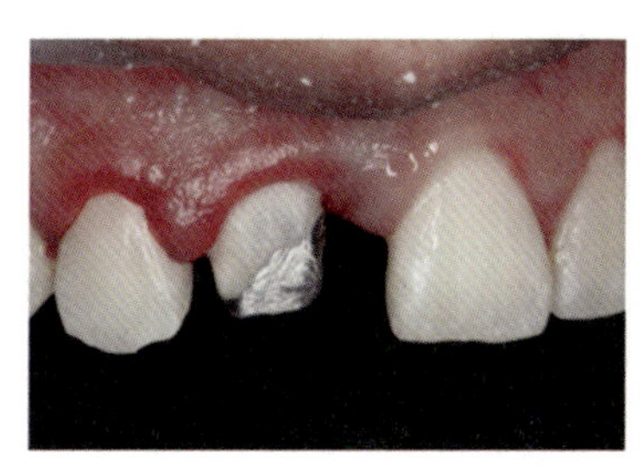

结合牙龈切除术、牙冠延长术等多种方式，残根残冠可以用嵌体、全冠、桩冠修复，还可以保留牙根做可摘覆盖义齿。因此，目前残根残冠的利用方式主要分为两大类：一是直接进行桩冠修复。这类适用于剩余牙齿较多，残根残冠保存修复后的单冠或联冠修复。二是选择活动义齿修复。如果缺失牙比较多，残根残冠利用附着体作用成为基牙，为活动义齿提供固位和支持作用，并取得比常规活动义齿更好的舒适和美观效果。当然，在不同情况下残根残冠的修复方式不是千篇一律的，要根据实际情况对症处理。

风险与责任并存，不容小觑

残根残冠因保留了牙周膜，对维护牙周组织、维持牙周内环境有着重要意义。经过完善的牙髓牙周治疗保留的残冠、残根，可在缓冲牙齿所接受压力的同时将其转变成牵张力，均匀地分布到牙槽骨表面，延缓牙槽骨的吸收，促进牙槽骨的改建。由于残冠残根保存治疗本身具有一定的风险性，患有心衰、心肌梗死、高血压的高龄患者以及血液病患者，有过敏史的患者拔牙过程中容易出现意外或术后并发症，在口腔医生临床工作中，对残根残冠修复适应证的选择更添了一份责任。

保存残根残冠的前提是完善治疗

修复前，牙周、牙髓与牙体的治疗保障了修复效果。但是，其预后效果则依赖于把握适应证修复前治疗的完善、修复设计的合理性、合理使用，以及后期维护的细致周到，各环节均具有重要作用。保留能保留的残根、残冠可提高人的生活质量，必将越来越引起重视。

"薄如蝉翼齿如编贝"，贴出你的唇齿之美

什么是瓷贴面修复

随着人们健康观念和生活水平的提高，前牙美容修复越来越受到人们的重视，瓷贴面修复就是牙齿美容修复的方式之一。瓷贴面是能够保存活髓，在不磨牙或尽量少磨牙的情况下，用黏接的方法将修复材料覆盖在牙齿表面来恢复牙体的正常形态或改善色泽，从而改善美观的一种修复方法。

什么情况下可采用瓷贴面修复

牙齿形态异常：牙齿缺损（如牙面小缺损、前牙切角缺损、楔状缺损等）、蛀牙、牙齿发育异常（如畸形牙、过小牙等）可选择瓷贴面修复缺损的牙齿和对牙齿进行改形。

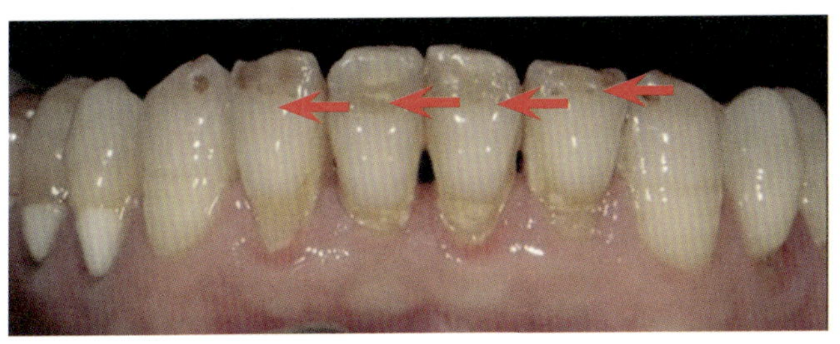

下前牙楔状缺损（黑色箭头）、釉质发育不全（红色箭头）

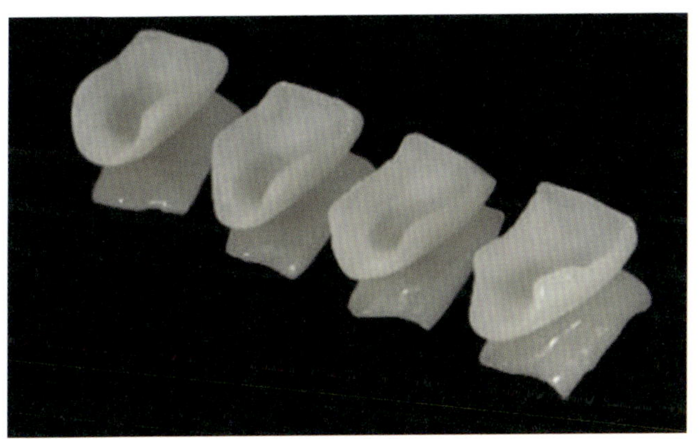

瓷贴面修复体

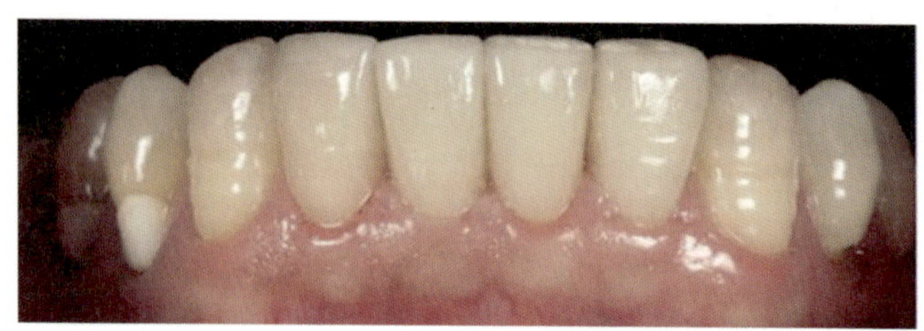

瓷贴面口内就位，缺损牙体得以修复

牙齿颜色异常：四环素染色牙、氟斑牙、死髓变色牙等情况，可采用瓷贴面改善牙齿的颜色问题。

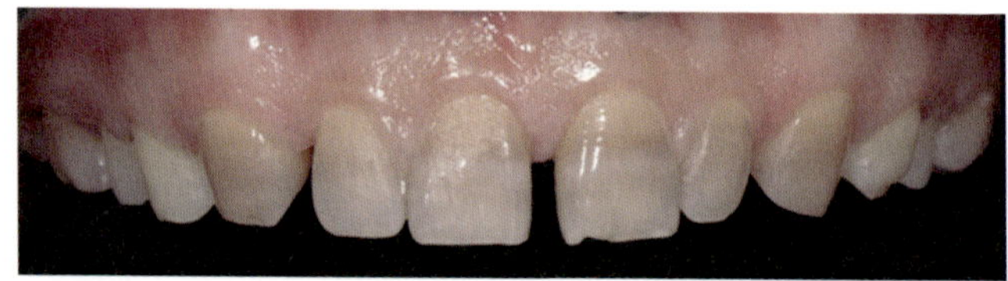

上前牙四环素牙伴、牙列间隙

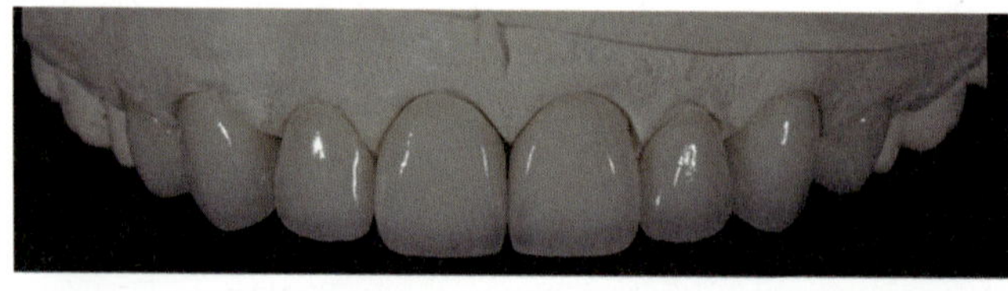

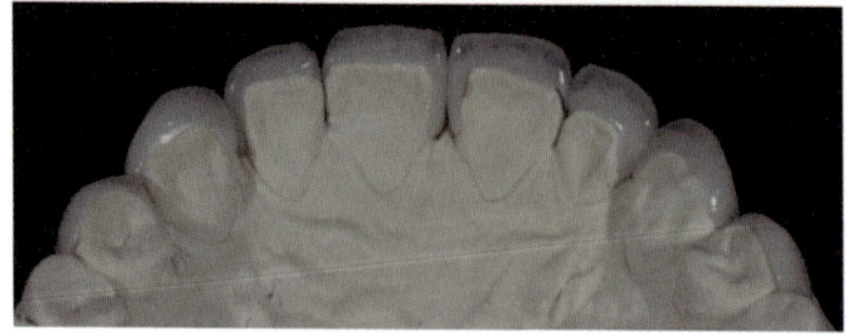

（A，B）瓷贴面在模型上就位效果

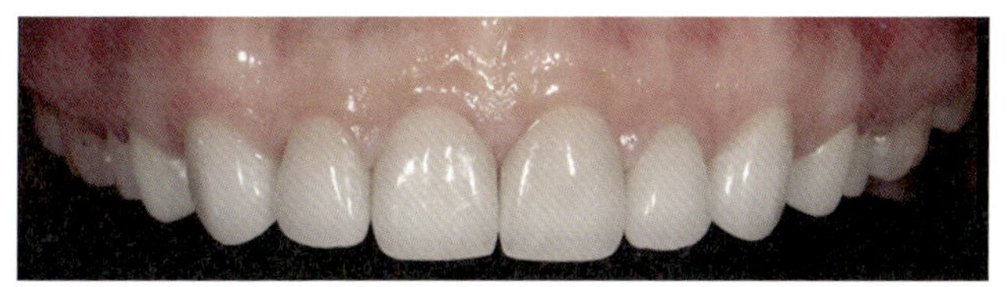

瓷贴面口内就位，改善牙齿颜色并关闭牙间隙

牙齿轻微排列异常：如轻度舌侧错位牙、扭转牙等。此外，轻度的中线偏移、牙列间隙亦可通过贴面的方式修复。

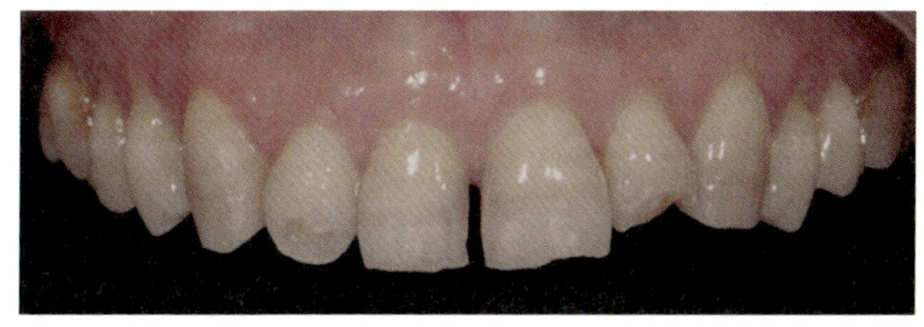

上前牙轻微排列异常并伴有牙间隙、牙体缺损

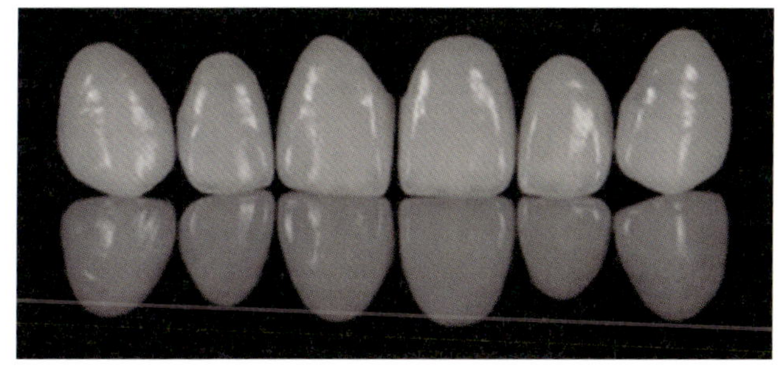

瓷贴面修复体

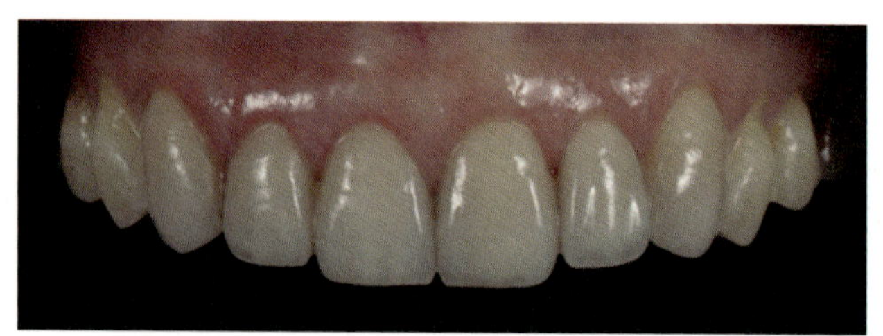

瓷贴面口内就位，牙齿排列、形态得到改善

复旧如初功能再造，重建牙列功能之美

医生，我发现我的牙齿越来越短，咬东西都使不上力了怎么办？

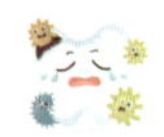

医生，我牙都掉得差不多了，想镶回年轻时那样行吗？

医生，我牙齿不齐还有很多缝隙，但是不想正畸，可以帮我修复吗？

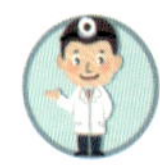

你们可能需要通过咬合重建进行修复。

咬合重建是一种咬合改良方法，通常通过全牙列、多数牙齿的修复或再修复重建颌位关系和咬合接触，是和颞下颌关节功能取得高度协调的，对牙列缺损或缺失状态的修复及用修复方法矫正不良下颌位的过程。

什么情况需要咬合重建

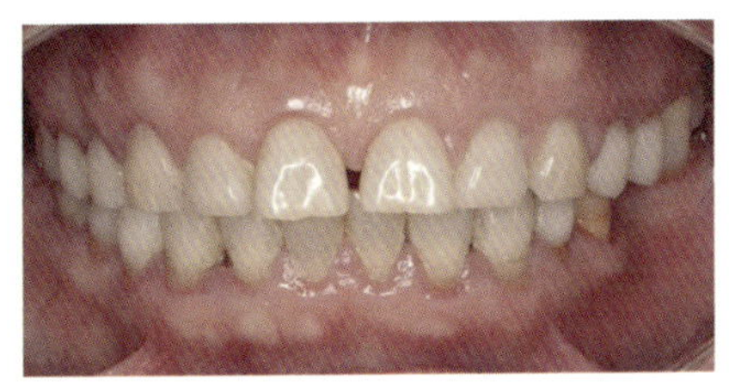

多个牙的残根残冠或牙列缺损需全面修复，伴有颞下颌关节和/或咀嚼肌症状。

缺牙需要修复而缺牙区殆龈间距离不能满足修复要求，有必要抬高垂直距离。

牙列中多数牙重度磨耗，垂直距离下降、咬合平面不齐、咀嚼无力。

牙齿排列及形态不美观。

前牙深覆殆，下牙长期刺激造成上颚黏膜溃疡。

下颌位异常，咀嚼无力易疲劳，有慢性口颌面肌症状。

牙列磨耗的咬合重建步骤

第一步：首先明确病因，根据病因确定治疗原则。

第二步：多学科治疗设计。

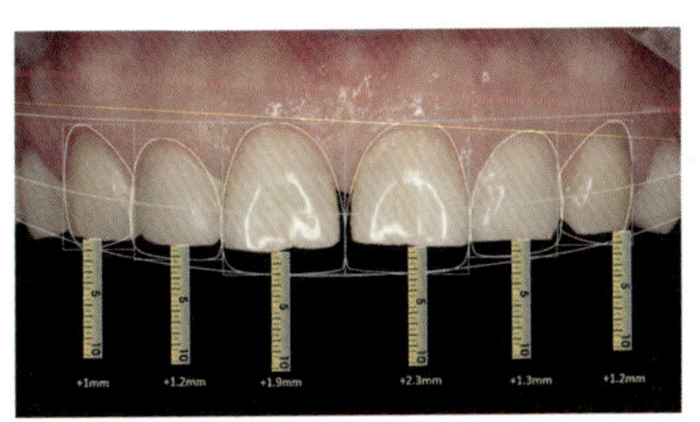

依据面部引导的设计原则，首先确定上中切牙切缘的位置，及上颌后牙平面。进而确定重度磨耗患者多学科治疗方案，是否需要正畸或牙周手术等。

第三步：美学重建设计。

以美学引导确定理想的上下前牙的形态、大小、位置和排列。

第四步：咬合重建设计。

正中咬合设计：根据正中关系记录建立正中咬合颌位关系。

垂直距离确定：新的目标垂直距离为满足前牙美学和后牙修复空间的最小垂直距离。在新的垂直距离上完成后牙诊断蜡型。

采用活动殆垫等诊断患者是否适应新的垂直距离。

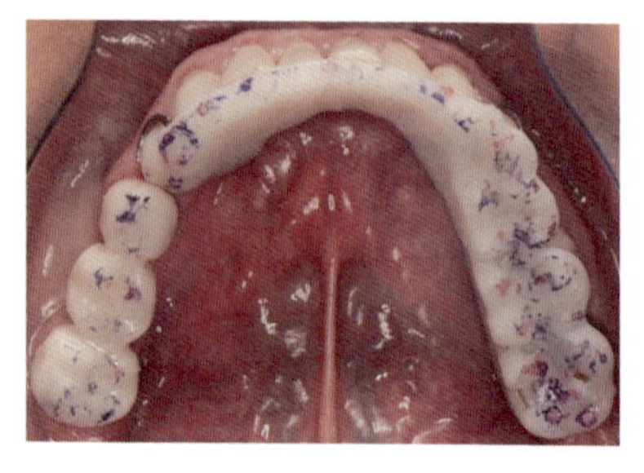

活动殆垫戴用约1个月，观察患者对新的颌位关系和垂直距离的适应。根据患者反应情况做出相应调改。

非正中咬合设计：根据前牙覆颌覆盖程度设计不同的非正中引导：①Ⅰ类正常颌。前牙（切牙和尖牙）引导，后牙颌分离。②Ⅱ类1分类错颌。轻度：保持原有情况，由前牙引导；中度：增加垂直距离+上前牙舌侧改形；重度：非正中引导由磨牙完成+正畸治疗。③Ⅱ类2分类错颌。应用Dahl颌垫或正畸治疗，抬高垂直距离及上前牙舌侧改形。④Ⅲ类错颌。轻度：恢复前牙正常覆颌、覆盖或切对切；中度（前牙反覆盖）：非正中运动由前磨牙及第一磨牙共同引导；重度（骨性及严重水平、垂直向关系不调）：正畸或正颌手术治疗。

第五步：诊断性临时修复。

诊断性临时修复。患者戴用基本适应后，在诊断饰面上进行最终修复体牙体预备。

制作临时修复体。戴用临时修复体2~3个月后，最终确定正中咬合关系、非正中咬合关系和垂直距离。

第六步：美学与咬合的转移。

制取工作印模、灌制工作模型。

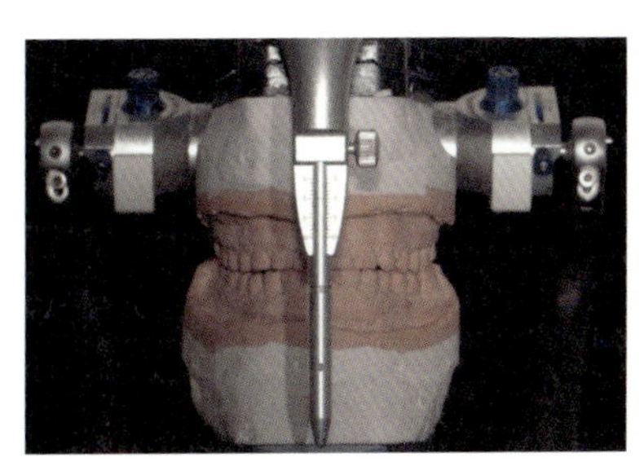

采用交叉上殆架的方法或数字化复制的方法，转移和复制临时修复体确定的美学设计和咬合设计到工作模型。

第七步：修复体类型和材料的选择。

根据磨耗具体情况选择适合的修复体类型和材料。前牙主要包括贴面、全冠、桩核冠等；后牙修复体类型较多，但临床最常用的是全冠。

第八步：最终修复体完成。

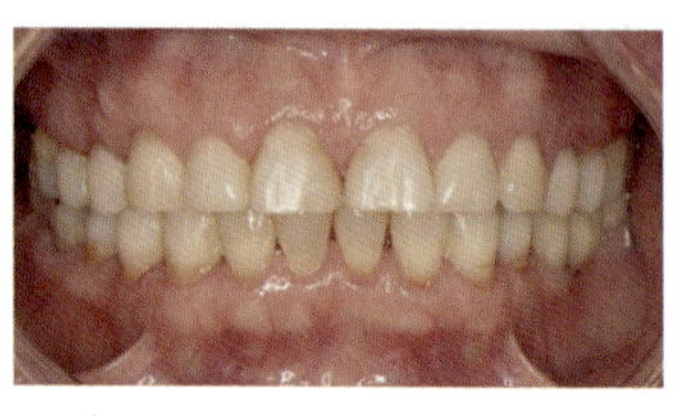

技师复制最终的临时修复体的美学及咬合设计，完成最终修复体制作。

“嵌”而不舍，无“微”不至——帮您恢复牙的自然之美

“这个地方补了好几次了，总是容易掉，每次补都要磨，不管它又怕越来越大。”“牙齿做了治疗，要保护起来，听说做牙套要磨掉好多牙齿，不做又怕牙齿会裂掉。”“牙齿缺了一个角，现在吃东西有点酸酸的，补牙医生说这个地方补了容易掉，做牙套又要磨好多牙。”您是否在生活中也遇到过这些困惑，想保护生病的牙齿，可又不想牺牲健康的牙齿，那嵌体将是最佳的选择！

嵌体，就是为牙齿量身定做的修复体，根据牙齿缺损的大小和部位有不同的设计，一般用于后牙。它是嵌在牙齿内部的，没有固定的形态，无论是缺一个角，还是牙齿缺了一半，都可以用它来修复。您肯定在想：“这么小的一个东西，能保护我的牙齿吗？看起来远不如牙套结实。”其实，嵌体在黏结后就和牙齿形成一个整体，受到的力量会分散到

整个牙齿，所以和它的大小没有关系，只要和牙齿本身密合，咬合无不适，就可以和自己的牙齿一样，放心使用。下图这个嵌体修复的病例，我们可看到效果。

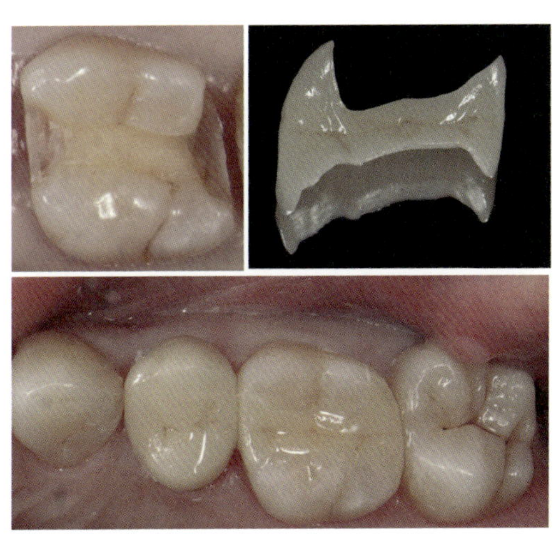

嵌体的修复过程和补牙相似，磨掉的是牙齿坏的部分，再稍加修整，和牙套相比，大大减少了磨牙的量。但不同的是，补牙由医生在椅旁直接口内完成，效果很大程度上依赖医生的技术，而嵌体是制取模型，技师在石膏模型上制作。由于是体外制作，所以嵌体的密合度和美观效果会更好，能最大程度地恢复牙齿的形状和功能；对于一些比较隐蔽的地方，能做到更好地抛光，日后方便清洁；使用的材料硬度和强度更好、更耐磨。但这也意味着嵌体制作所需的时间会更长，现在较为方便快捷的椅旁制作也至少需要2个小时才能完成，费用也会比普通补牙更贵。

嵌体分为金属嵌体和全瓷嵌体。金属嵌体对厚度要求更小，硬度大，耐磨性更好，其中黄金嵌体的效果最好，价格也比较昂贵，但是需要额外磨除一些牙体组织来稳定修复体，而且颜色和牙齿差别很大，美观性不佳，对于一些过冷过热的刺激，牙齿还是会有些反应。随着粘结技术的进步，更美观的全瓷嵌体越来越受到青睐，因为是完全依靠粘结剂固位，所以它不需要额外磨牙，牙齿缺多大就可做多大，但是瓷材料脆性比较大，相对比较容易碎裂，而且粘结过程比金属嵌体要求更高，有一定的技术要求。

当然，牙齿是否适合做嵌体，需要医生进行全面检查、专业评估后才能确定，已做过牙套的牙就不再适合做嵌体了。一些缺损到牙龈下面的牙齿也需要医生处理后才能确定，所以还是要听从医生的建议，结合自己的实际情况，选择合适的修复方式。

根管治疗后的牙齿怎么保护

牙神经已经杀死了，根管清理干净了，根管空腔也已经填补起来了，曾经折磨到晚上睡不着的困扰已经没有了，那么是否就“天下太平”“高枕无忧”了呢？答案是否定的。

根管治疗后的牙齿，一不小心，就很有可能造成不可挽回的后果。除了前功尽弃，甚至可能面临拔牙的风险。那么根管治疗后的牙齿究竟该如何保护呢？这还得从最开始“杀神经”的那一步讲起。

从医生第一次给你的牙齿杀神经后，它就失去了营养支撑，就像一棵树木失去了水分，那么它的枝叶将变得干枯易折。同时，牙齿龋坏组织的磨除以及开髓造成的牙体组织损失，会进一步降低该牙剩余牙体组织机械强度。这时候，当牙齿受力尤其是咀嚼坚韧的食物时，就很有可能受到伤害。在完成最后治疗之前，尽量减少患牙的使用。

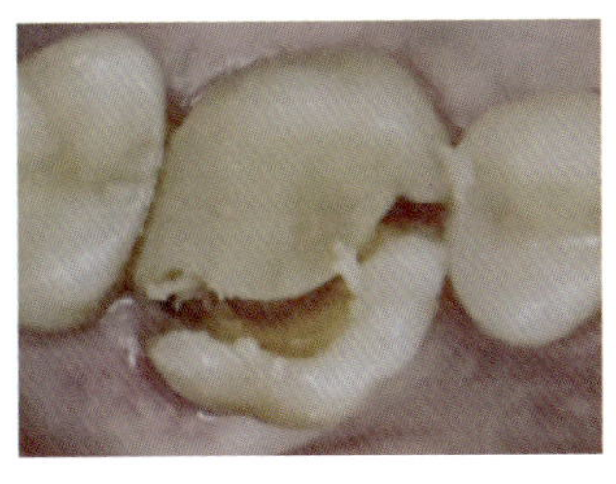
根管治疗后劈裂

根管治疗做完后，医生往往会根据牙齿缺损的面积建议进行下一步的治疗——修复治疗。很多人在这个时候就会开始质疑了，为什么我的牙齿明明已经没有症状了，还要“骗”我做更多的治疗，这会不会是一个“圈套”，“诱骗”我过度医疗？这里可负责任地告诉你绝不是“圈套”。相反，如果医生没有建议你做修复治疗保护根管治疗后的牙齿，最终导致牙齿折裂甚至面临拔牙时，这才是庸医。

那么修复治疗的目的究竟是什么呢？其实很好理解，根管治疗是为了消除牙齿的炎症，解决疼痛的问题；而修复治疗是为了恢复牙齿的形态，保护剩余的牙体组织，使得患牙能够更好地行使咀嚼功能。

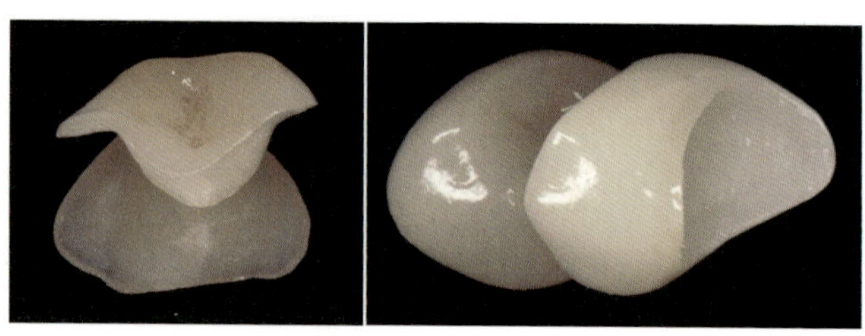

高嵌体　　全冠

根管治疗后的牙齿用树脂直接行粘接修复也是可行的选择，但仅限于非常小的缺损，临床上这类根管治疗后缺损局限的情况非常少见。并且，树脂直接修复聚合收缩容易导致微渗漏，树脂的抗磨耗能力低于牙釉质，在口腔内易发生老化，与牙骨质的粘接力较弱。因此，间接修复体的应用相较于树脂修复更广泛。

高嵌体和全冠作为两种常用的间接修复体用于修复根管治疗后的牙齿备受医生和患者的青睐。高嵌体可保存更多的剩余牙体组织，修复体边缘位于龈上，与牙周组织相容性好，而当大部分预备体边缘不位于釉质之上或位于龈下时，应考虑全冠修复。医生会根据牙齿缺损的情况，例如剩余牙体组织的质和量，釉质、裂纹或其他缺损是否存在等给出最佳的修复方案。对于根管治疗后牙齿的保护，前文已叙述。

全瓷冠的精准修复并不简单

生活中，有很多人都会遇到牙齿缺损的问题，其中很多都是由于龋病、牙外伤、磨损、酸蚀和发育畸形等原因，导致牙齿硬组织结构发生不同程度地缺损，从而影响自己的咀嚼功能、发音和美观问题。因此大多数情况下，我们都会选择全冠修复技术来改善这个问题。

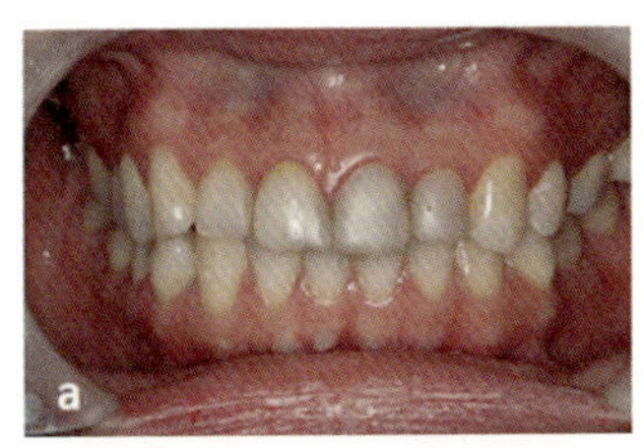

a

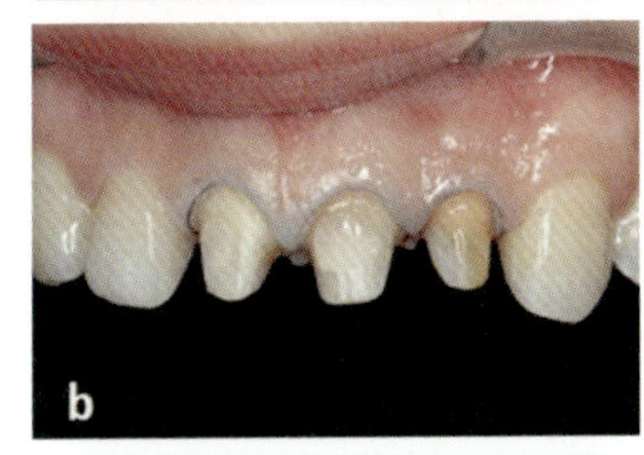

b

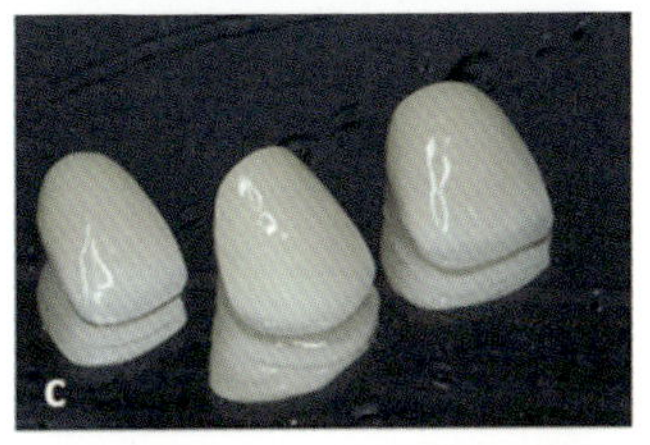

c

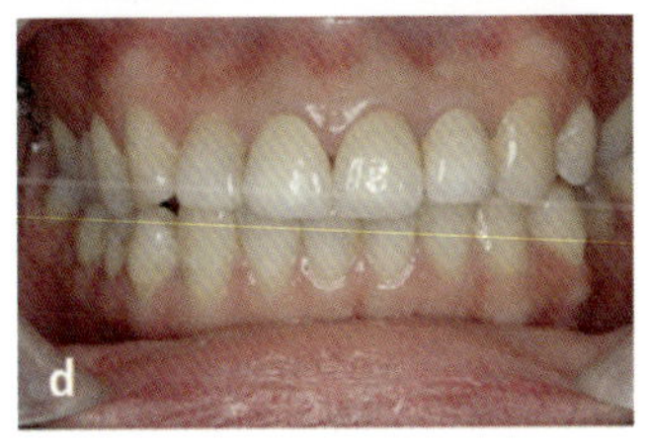

d

全冠修复技术是通过某种材料制作一个与经过预备的患牙相吻合，借助黏固剂固定在患牙的冠修复体，以恢复缺损牙的形态与功能，也就是我们俗称的“做牙套”。近年来，随着材料研究的快速发展，全瓷材料的强度和美观效果更佳，全瓷冠的应用也越来越得到大家的广泛认可。那么作为患者，在选择全瓷冠修复时，如何才能得到一个满意的修复效果呢？现在我们就来说说关于全瓷冠的精准修复的那些事儿。

一般来说，全瓷冠修复需要对患牙的牙体组织进行磨除（即牙体预备），具体的磨除量需要修复科医生根据患者口内具体的缺损情况、部位和不同的修复类型，在术前进行精确设计，并且在术中进行精准实施，才能得到适合患者的个性化最终修复体。精准修复包含以下两个方面：

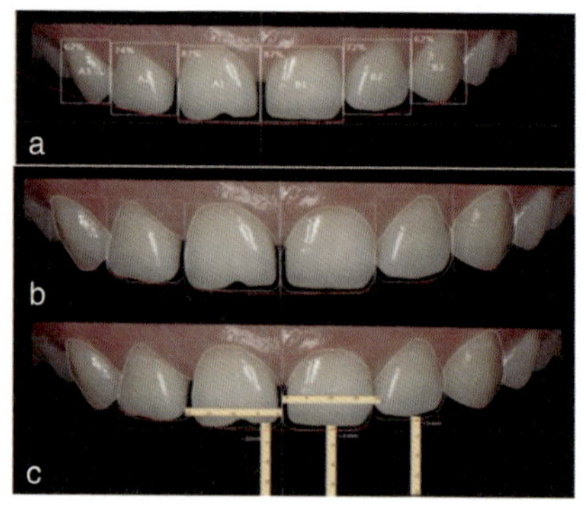

精准修复中的前牙线面美学原则。在前牙的精准美学修复治疗中，在保证全瓷冠强度的同时，需要着重考虑患者的美观需求，因此在进行牙体预备前，通常需要先采集患者的美学信息，例如面部比例、中线、审美线、微笑线、龈缘曲线、切缘曲线、牙齿轮廓、外展隙等，从面部到口唇，从牙列到牙齿，由整体到局部，由局部到细节，进行前牙修复前的空间设计，结合美观蜡型的制作，指导牙体预备的精准实施，从而整体上把握和设计全瓷冠的形态和颜色，最终才能获得满意的美学修复疗效。

精准修复中的微创修复原则。在牙体缺损的全冠修复中，后牙缺损的修复以恢复咀嚼功能为主。在咀嚼功能中，后牙承受咬合力大，对瓷材料强度有更高的要求，设计修复后牙缺损时，需要兼顾牙体组织和瓷修复材料的抗力性、全瓷冠的固位稳定等，这就要求我们在保证修复体强度及正常功能条件的基础上，实现最小的牙体预备量，具体的数值则取决于我们所选择的修复类型及修复体材料，从而达到微创和功能的平衡点。

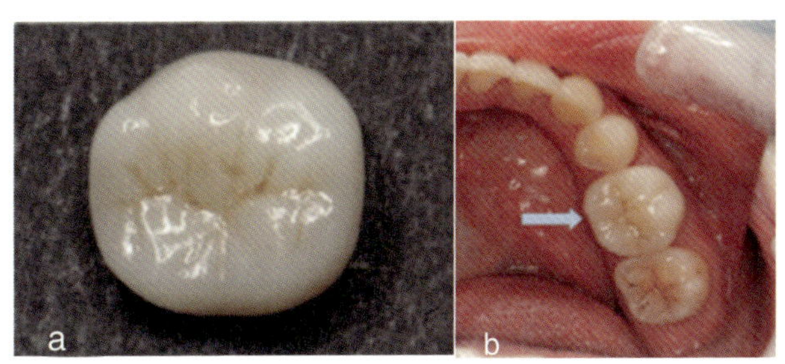

现代固定修复越来越强调精准和微创，只有在术前进行精准分析和设计，才能进行精准的牙体预备，从而实现既定修复目标，最终得到满意的修复效果。

牙缺失修复

“以假乱真”，赝复出你的自信之美

赝复体修复是集口腔修复学、种植学、颌面外科学于一体的口腔综合性学科，主要解决肿瘤学、外伤及先天性畸形等导致颌骨缺损和面部缺损（眼、耳、鼻缺损），利用人工赝复体恢复和重建患者的咀嚼、语言和吞咽功能，重建佩戴者的信心，同时在形态、颜色、质感上恢复牙齿的外观。

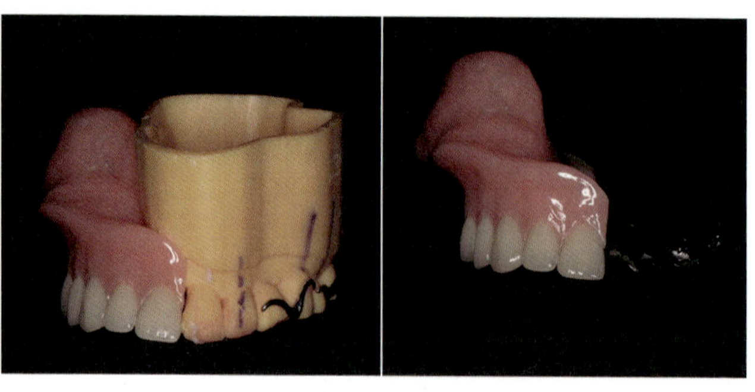

赝复体制作一般在手术2个月后进行永久性修复；对于恶

性肿瘤需放疗的患者，要求在放疗结束2个月后修复。

常见的赝复体种类分为两大类：颌面赝复体和颜面赝复体。

颌面赝复体包括：上颌赝复体、下颌赝复体。颜面赝复体包括：义眼、义耳、义鼻。

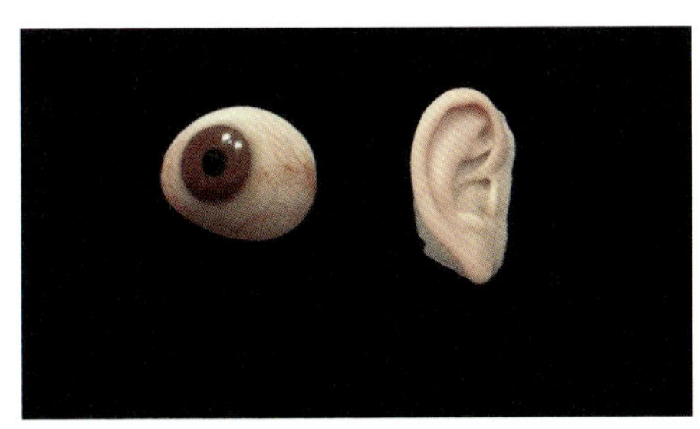

大部分赝复体晚上睡觉不能佩戴。睡前应需取下用清水清洗，也可以用冷水浸泡或者用加有假牙清洁片的冷水浸泡。一般每隔6个月复查。

全口活动义齿（假牙）戴不住的那些事儿

老年人群中牙齿缺失现象较为常见，一旦全口牙缺失就会影响患者的咀嚼功能、美观和发音等，对患者身心造成严重影响。佩戴全口义齿（假牙）是很多全口牙缺失的高龄老人迫切的愿望。但总有患者抱怨全口义齿戴不住，到底是什么原因导致全口义齿老是掉呢？

通常全口义齿戴不住的现象多见于下颌。一方面由于患者口腔条件差，如牙槽嵴低平，唇、颊向内凹陷，舌变大等。这种情况应坚持戴用义齿，待适应后，义齿固位程度一般会逐渐加强；另一方面可能是由于义齿本身的问题，这种情况应及时找医生进行相应调改。

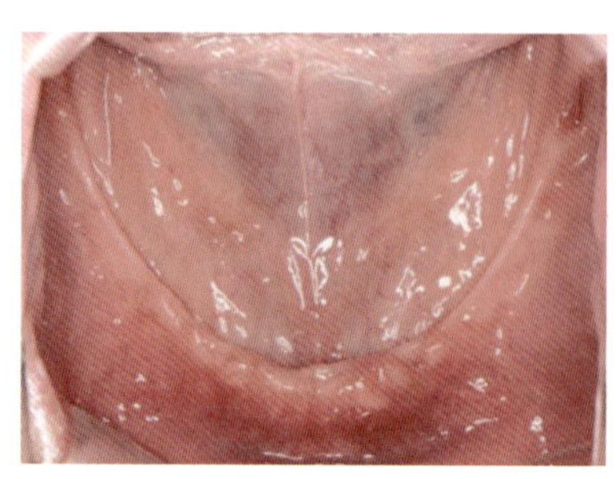

下颌牙槽嵴重度吸收

牙拔除后可即刻镶全口义齿吗

一般在拔牙后3~6个月开始制作义齿。如果过早镶牙，可因牙槽嵴进一步吸收进而导致假牙固位不良等问题的发生。

全口义齿初戴时不稳定怎么办

若患者口腔条件差，年龄大，耐受性和使用能力相对也差，咀嚼功能的恢复也会慢些。义齿初戴时，应尽量戴在口内练习使用。

若因长期缺牙或长期佩戴不合适的旧假牙，造成下颌习惯前伸或偏侧咀嚼习惯，在初戴假牙时不易咬到正确的位置，就容易戴不住，这时患者应学会先做吞咽动作后用后牙咬合。初戴的前几天，只练习做正中咬合和发音，待习惯后，先用两侧后牙缓慢地吃软的小块食物，勿用前牙咬切食物，熟练使用后，再逐渐吃一般食物。

全口义齿使用一段时间后戴不住怎么办

义齿合适使用1~2年后，又出现松动等不适，需找医生做进一步检查和相应调改。

若义齿存在不适，不可勉强使用，应定期复查，且一般全口义齿使用7~8年就应更换。

牙槽嵴严重吸收患者的全口义齿，戴不住怎么办

对于一些牙槽嵴重度吸收的患者，传统全口义齿较难戴得住，患者可根据自身情况选择吸附性义齿、种植体支持式覆盖义齿或种植体支持式固定义齿修复缺失牙。

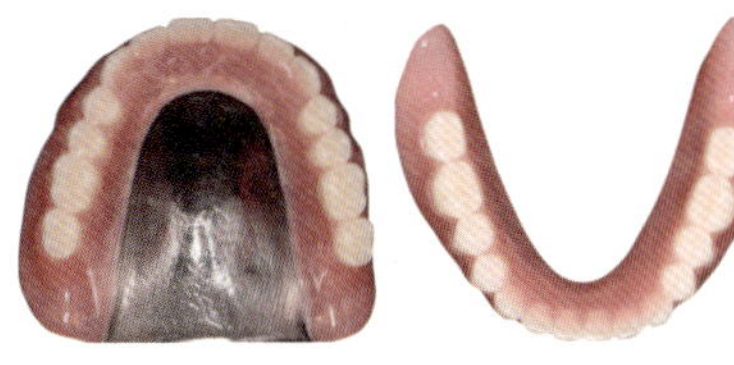

传统全口义齿

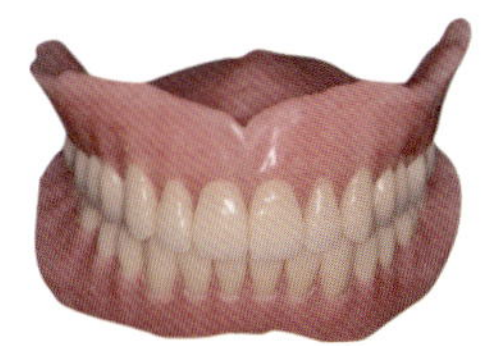

吸附性义齿

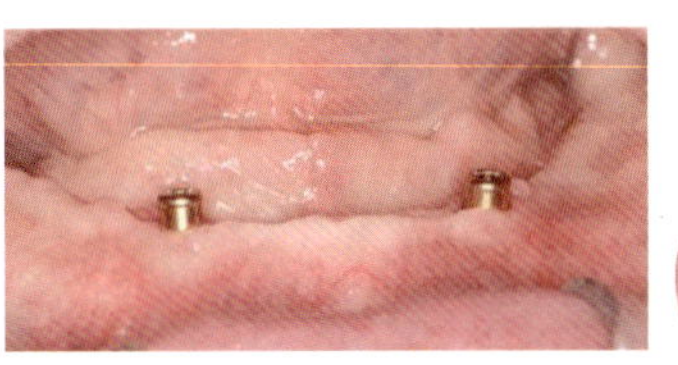

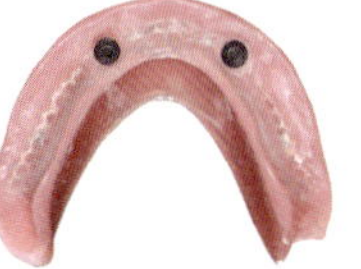

种植体支持式覆盖义齿

戴用全口义齿的注意事项有哪些

饭后应摘下义齿，用软毛牙刷刷洗。

睡前将义齿浸泡于冷水中，使牙床得到休息。切勿用热水、酒精等浸泡。

全口义齿是需患者参与配合的一种治疗方法，患者的积极使用、主动练习、耐心适应等都非常重要。

总之，随着人均寿命的延长，许多无牙颌患者一生需要不断更换多副义齿使用。因此，患者要定期复查并适时更换义齿，减少因义齿不适造成戴不住等情况的发生，以更好地维护身心健康。

食物嵌塞的前因后果

享受美食后，最尴尬的事情莫过于塞牙了。明明舌头知道食物残渣塞在哪里，但任凭舌头舔、手扣都无法清除。医学上将塞牙称为食物嵌塞，是指在咀嚼过程中，食物被咬合压力楔入相邻两牙的牙间隙内的情况。食物嵌塞在生活中十分常见，每个人或多或少都有过塞牙的经历。正常情况下，邻牙之间紧密接触及良好的牙齿形态能防止食物的嵌塞。

造成食物嵌塞的常见原因有哪些

牙周炎：牙周炎可导致牙间乳头退缩和牙周支持组织的高度降低，使龈外展隙增大。进食时，唇、颊和舌的运动可将食物压入牙间隙造成食物嵌塞。

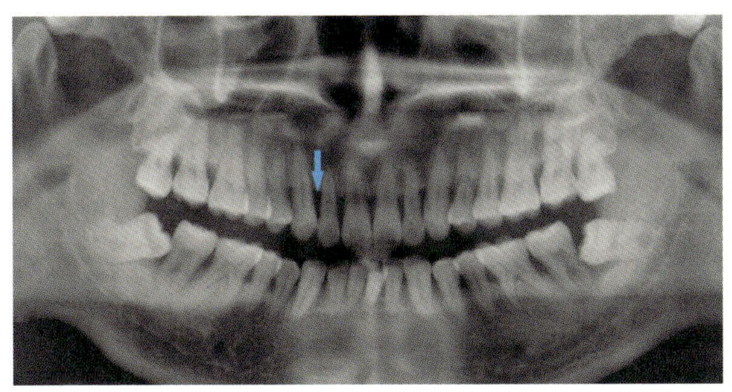

牙周炎导致牙周支持组织亮度降低导致食物嵌塞

龋病：龋病会造成牙体硬组织的破坏，发生在两牙之间的龋病会导致邻面邻接关系不正常从而造成食物嵌塞。

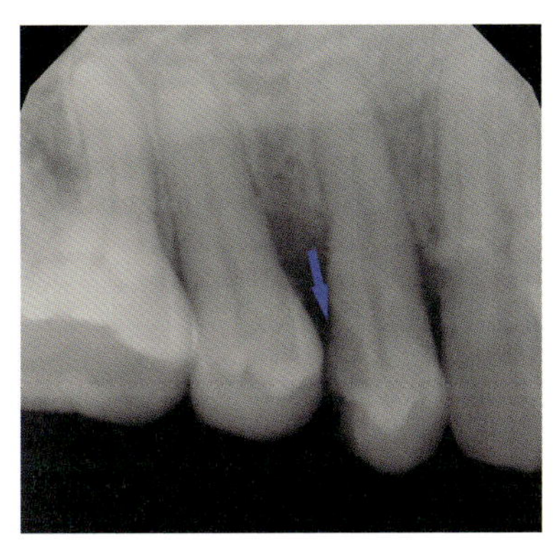

邻面龋导致邻接关系不正常造成食物嵌塞

咬合面形态改变：不均匀的磨耗所形成的尖锐牙尖或边缘嵴可将食物压入对𬌗两牙之间。

牙齿排列不齐：通常有牙齿的错位、扭转，导致两牙之间的邻接关系异常造成食物嵌塞。

牙齿缺失：牙齿缺失之后没有及时修复造成两侧邻牙向

中间倾斜，造成两侧多个牙齿之间出现间隙导致食物嵌塞。

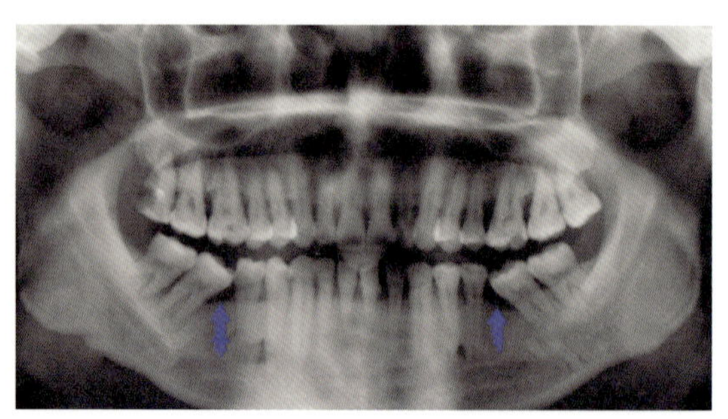

牙齿缺失后没有修复导致邻牙向中间倾斜造成食物嵌塞

阻生智齿：如果智齿位置长得不正，导致咬合关系及邻接关系不正常，容易造成食物嵌塞。时间久了，还可能会导致智齿冠周炎、智齿龋坏。

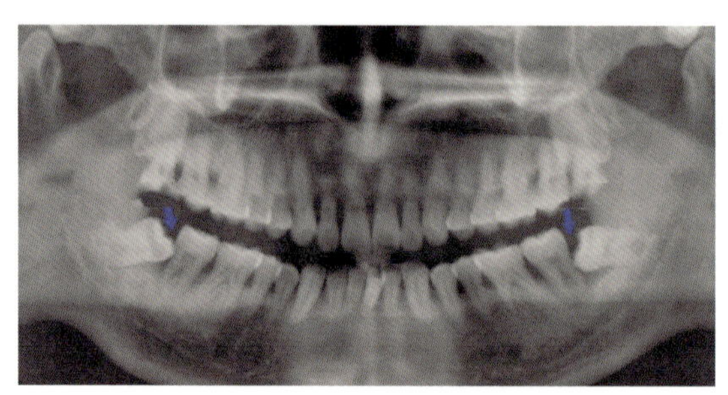

智齿位置长得不正，导致咬合关系及邻接关系不正常，容易造成食物嵌塞

口腔不良习惯：使用粗糙的牙签、火柴杆等剔牙，以及剔牙的方式不正确，可引起牙龈的损伤和炎症，使牙缝继续增大，更容易导致食物嵌塞。

食物嵌塞的危害都有哪些

两牙间发胀或有深隐痛。

牙龈发炎出血，局部有臭味。

龈乳头退缩。

牙周袋形成和牙槽骨吸收。

牙周膜有轻度炎症，导致牙齿咬合不适或叩诊不适。

根面龋。

食物嵌塞如何治疗

牙周治疗：有牙周炎的患者应进行牙周基础治疗，平时通过正确的刷牙，配合使用牙线、牙间隙刷、冲牙器等做好口腔卫生的清洁。

充填治疗：龋病破坏正常的邻接关系时，可行充填治疗恢复邻接区。

修复治疗：牙体缺损较大、𬌗面及邻接面形态无法用充填法恢复时，可根据情况行嵌体或全冠修复。牙齿缺失时可行摘义齿或种植修复缺失牙。

调𬌗治疗：当存在充填式牙尖等情况时，可根据患者口内情况制订调𬌗计划。

正畸矫治：因牙错位、牙间隙过大等引起的食物嵌塞，若符合正畸治疗的适应证，可通过正畸矫正的方法治疗。

拔牙：下颌智齿近中阻生与第二磨牙之间有食物嵌塞、

无对颌牙而伸长的智齿可考虑拔除。

看到这里，相信大家对食物嵌塞都有了一定的了解。对于偶尔塞牙的朋友，平时注意用牙线等做好清洁就可以了。对于经常塞牙的朋友，这时就要去医院就诊了，口腔医生会根据口内情况设计个性化的治疗方案，这样我们就能开心地享受美食了。

活动义齿（假牙）日常保养小窍门

活动义齿（假牙），顾名思义就是可自由摘戴的义齿，即可摘局部义齿。活动义齿维护不当，不仅会缩短义齿使用寿命，还会损伤天然牙，引起一系列不适。那么日常我们应如何保养活动义齿呢？

活动义齿的维护主要有以下几个方面：

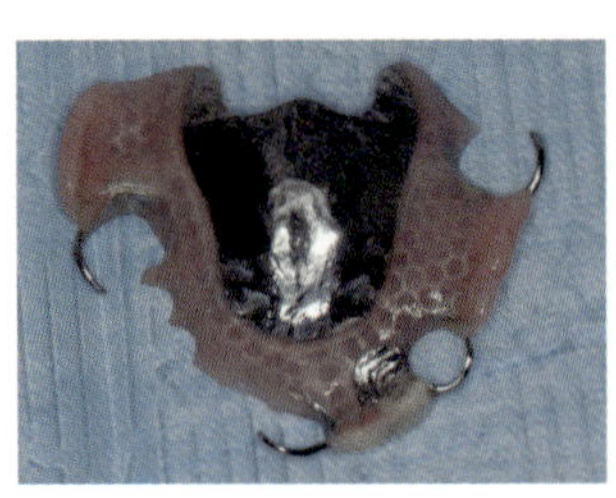

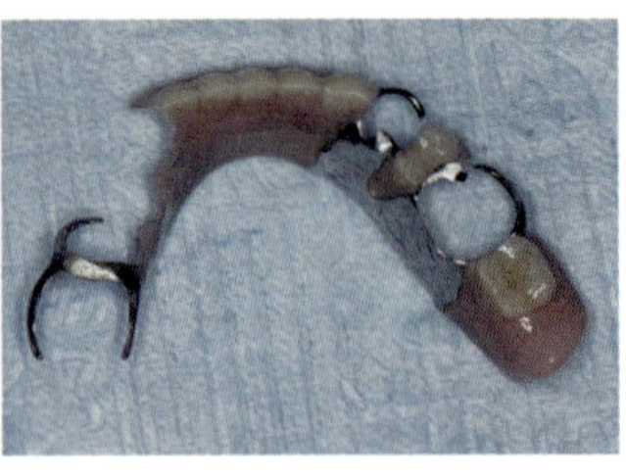

上下颌活动义齿示例

佩戴

活动义齿初戴时可能会有异物感、恶心、口水多、发音不清、咀嚼效率低、疼痛等问题，需要1~2周的时间逐步适应。若感觉义齿不舒服或基托太厚、太大，应与医生沟通调磨，切勿自己用剪刀、老虎钳修剪或用砂纸打磨。可从小块软食渐进到正常饮食，勿食过硬、过黏、过韧食物，同时放慢进食速度。摘戴义齿应在医生指导下遵照正确的方向，不宜暴力，并耐心练习。摘戴时应有支点，避免脱手致义齿及口腔组织损伤。保持使用，不可长期不戴。义齿不戴时应置于专用口杯或假牙盒，清洁干净后浸泡于常温水中，保持其表面湿润，不可随意置于口袋或丢弃，防止义齿磨损变形。使用期间如有不适，如疼痛、咬颊、咬舌、黏膜破溃、义齿摘戴困难、食物嵌塞、固位和稳定不良等情况，可暂时取下义齿，寻求医生帮助。复诊前应提前2小时戴入义齿，方便医生调磨。长期佩戴后，多数人已能熟练戴取义齿，有人图省事会用舌头和牙齿来“帮助”义齿咬合就位，这可是义齿变形、折断的一大元凶，千万不要尝试。

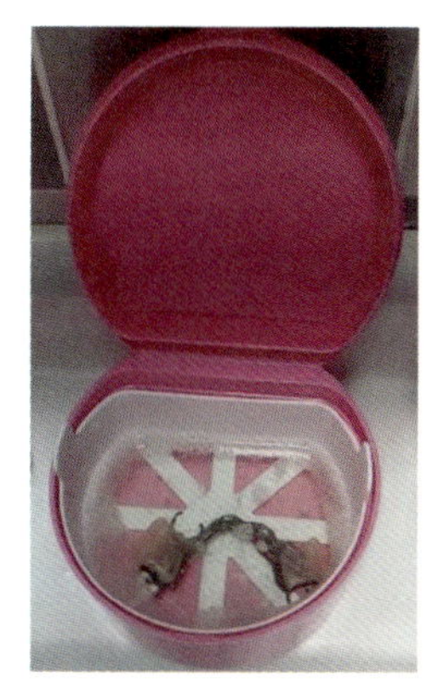

活动义齿浸于专用假牙盒中

清洁

饭后应及时取下活动义齿，用软毛刷及清水洗净表面残渣及软垢，必要时可使用专用假牙清洁剂或泡腾片浸泡。切忌使用牙膏刷义齿及40℃以上热水浸泡义齿，避免义齿表面形貌改变或受热变形。清洁义齿应面面俱到，人工牙、基托及铸造金属表面均应清洁到位。同时不要遗忘口内余留牙齿的清洁。睡前应取下义齿，防止误吞误咽，并减轻口腔组织的负担。义齿无需使用酒精或含氯消毒液消毒。

义齿修理

戴用义齿后应定期（6~12个月）复查口腔内组织状况和义齿使用情况，便于及时发现问题，并予以修理。戴用义齿后应经常关注义齿状态，若出现义齿松动、不密合，或义齿表面出现裂纹、折裂、人工牙折断等情况，需联系医生，切勿自己动手改造。义齿使用数年后会出现口腔内组织改变（口内余留牙松动脱落、牙槽骨吸收等）、义齿材料老化及人工牙磨损，应及时修理或重做，不可勉强使用，以免损伤天然牙和口腔内其他组织。一般来说，活动义齿的使用年限为5~10年。

牙科黑科技——数字化技术在缺牙修复中的应用

随着科技的发展，数字化技术已然深入到我们生活的方方面面，让我们的工作和生活变得更加便捷、高效。现代科技与传统口腔技术的深度融合也颠覆了我们很多原有的口腔诊疗技术，使医生操作更加精准和安全可靠，患者感受更加舒适和轻松。下面就来简单介绍目前成熟运用于口腔临床诊疗中的那些“牙科黑科技”。

轻松取模

说到看牙，相信大部分人心里或多或少都会有点阴影。比如说在做模型时，医生往往都是拿着一个装着类似“橡皮泥”一样的托盘塞到患者嘴里，等材料变硬了之后再从嘴里拿出来。想必有过类似经历的患者们都会被这种呛得恶心呕吐、口水连连甚至窒息的感觉记忆犹新吧。

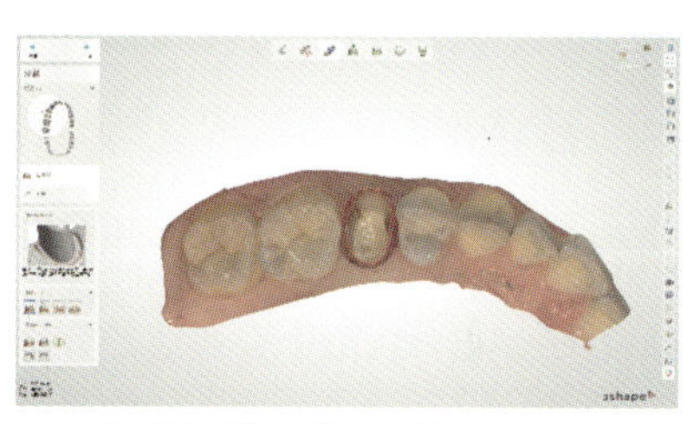

光学扫描仪获取的数字模型

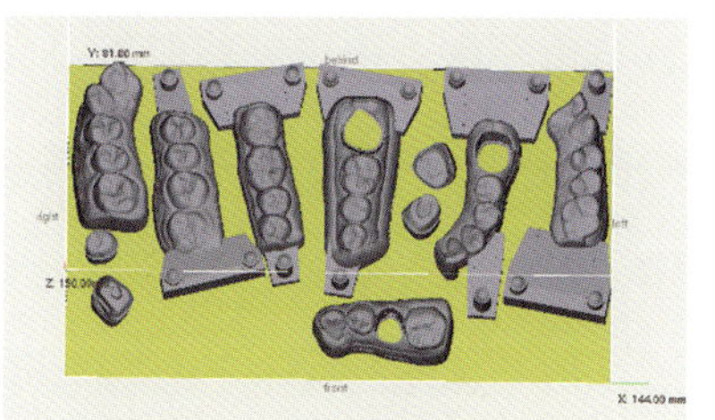

模型3D打印前排版设计

如今，有上述体验的患者们再也不用遭受这种“折磨”了。随着科技的发展，光学扫描仪已经成功运用于临床多年。在使用时，医生只需将一个连接电脑的探头放入患者口腔，从里到外走一圈，就能获得高精度的牙齿数字化虚拟模型。接下来，通过3D打印设备即可打印出牙齿的实物模型。自从用上这个设备后，不但模型精度提高了，而且患者的体验也更加轻松舒适，经常是在患者的不经意间就把模型做好了。

精准设计和制作

通过电子面弓、面部三维扫描系统可以获取患者真实的面部三维数据和下颌运动轨迹数据。这些数据与牙科CBCT信息相整合即可真实再现患者的面部模型和各种下颌运动轨迹，技师获得这些数据之后就像把患者带到了技术室一样，可以更加精准地设计各类修复体。之后，技师将设计好的数据传输到3D打印设备或数控切割机床上，就可制作出各类修复体。从模型数据的获取，到设计，再到制作，实现全程的数字化操作，让所见即所得，大大降低了人工误差，提高了修复的精度和效率。对一些病例，医生可当天取模，当天制作，患者可当天佩戴。

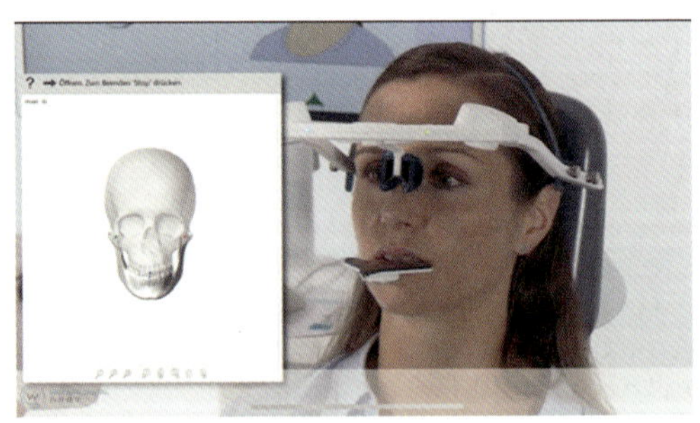

获取数字化下颌运动轨迹

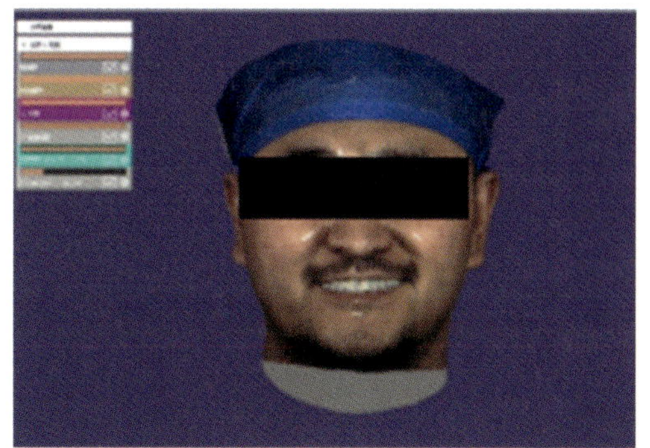

整合各种信息进行设计

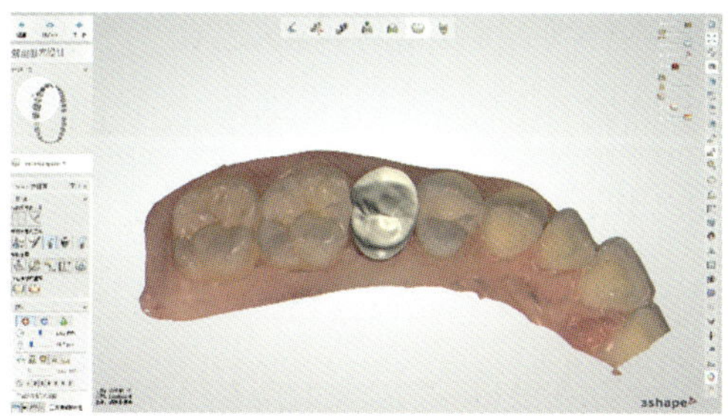

进行冠修复体的设计

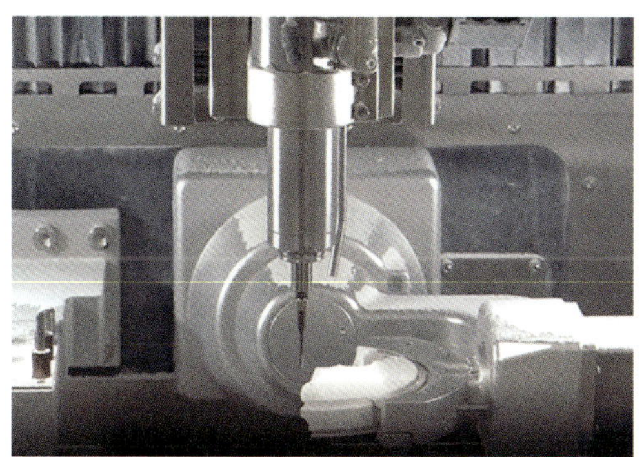

数控机床加工所设计的修复体

口腔修复篇

患者种牙不用怕，导板、导航来护驾

当前，种植牙的应用越来越普遍，导板、导航技术的成功应用提高了种植牙根放置的精确度，同时也减少了手术创伤的发生。所谓种植导板是指根据术前所获取患者的各种数字化信息，运用专用的软件设计种植体的植入位置，再将此位置信息以导板的形式记录下来，术中将导板安放到患者口腔中，医生根据导板即可将种植体快速、准确地植入到预先设计的位置中。导航技术说得通俗点，就像汽车导航一样，先设定一个目的地，然后通过导航技术，把我们安全准确带到目的地，大大提高了种植体安放的精度，同时也减少了手术创伤的发生。

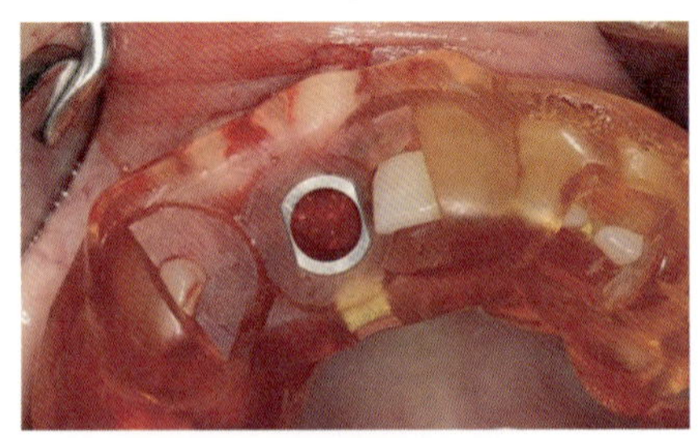

设计制作的导板戴入口腔

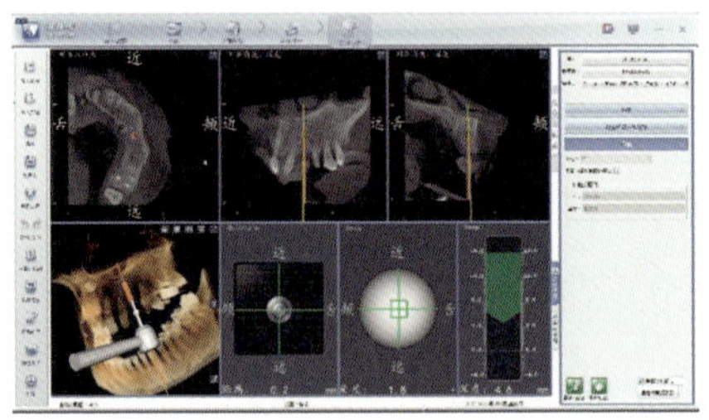

导航实施中的电脑界面

这些“牙科黑科技”的成功应用，推动着牙科治疗向着更精确、更安全、更高效的方向前进。同时，也让患者体验到更加轻松、舒适、有趣的就医过程，让患者从害怕看牙到享受看牙。

种植修复

为啥在拔牙同时要植骨做位点保存

口腔医学三级预防的要求：能保留牙体组织尽量保留，牙体实在留不住把牙根留住，万一牙根都留不住那就把“骨”留住！这个“骨”就是指牙根周围的牙槽骨。

牙根和它周围的牙槽骨如同树和土壤关系，随着牙根被拔除后，拔牙窝内的牙槽骨和周围的牙龈组织也会出现一定程度的吸收，这对一些骨量原本就不充足的患者来说无疑是雪上加霜，大大增加了后续种植治疗的复杂性。

现代医学发展至今，还没有什么办法能阻止拔牙后牙槽骨和牙龈组织退缩。但是，我们有办法补偿一部分吸收，那就是位点保存技术。在出现骨吸收前，即拔牙同期对拔牙窝进行保护或修复性干预，在拔牙窝愈合过程中减少牙槽骨的吸收程度、阻断病理性骨吸收，保存甚至改善新生骨和黏膜的质量，为美学修复创造条件。由于治疗目的不单纯是保存牙槽骨，同时也要改善软组织的形态和质量，因此将其称为拔牙位点保存。

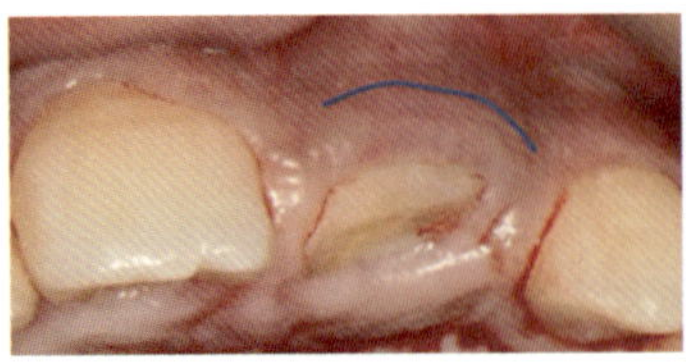
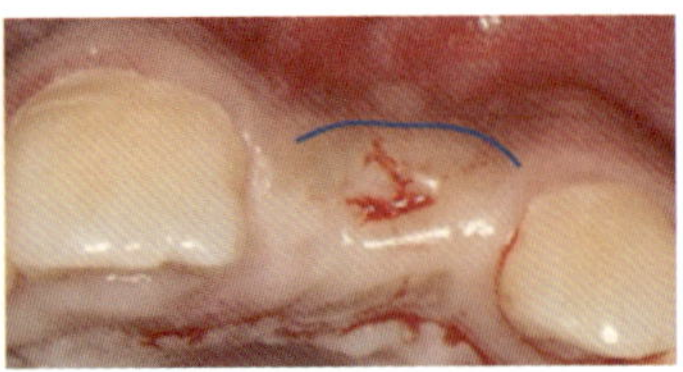

拔牙前位点保存后6个月，可见轮廓及软组织维持良好

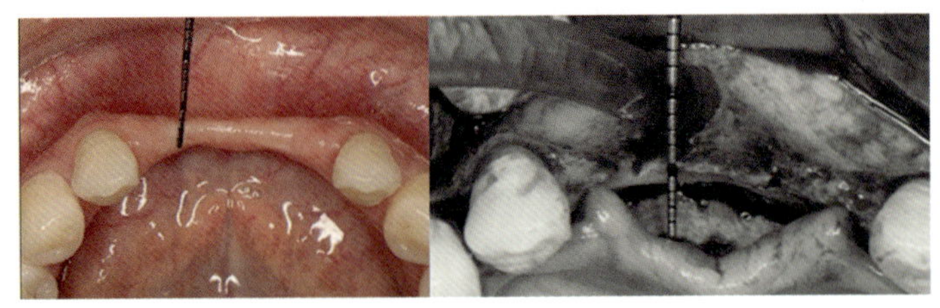

拔牙未做位点保存，放任其自然愈合导致牙槽骨严重吸收

是不是所有的拔牙位点都应该做位点保存？不是的！位点保存会相应地延长整个种植治疗周期和增加治疗费用，一般用在以下几种情况：美学区不适合即刻种植或者早期种植；拔牙位点存在骨缺损或慢性炎症，若放任拔牙窝自然愈合存在牙槽窝骨愈合不理想或严重吸收；未成年人需要等待较长时间才能种牙；角化牙龈缺损；拔牙位点有急性（或者化脓性）感染。如果拔牙后周围的牙槽骨和软组织适合做即刻种植或早期种植，就不需要做位点保存。做与不做，怎么做等具体情况，建议还是咨询专业种植牙医的意见。

数字化种植值得信赖么

种植牙是目前治疗牙列缺损最常用的修复方式。研究证实，种植体放置在颌骨理想的三维位置，是获得最终功能和美学良好效果并保持长期稳定的前提，而由于受口腔内视野狭小，视觉误差，以及局部解剖条件等各种因素影响，可能会导致种植体的实际位置偏离理想的三维位置，这可能会对治疗效果带来不利影响。

如何解决这一难题呢？数字化技术可以辅助医生将种植体放置在理想的三维位置上，接下来让我们一起探秘数字化技术如何实现这一功能吧。

口腔数字化种植技术应用最广的是种植导板。选定颌骨的某一点o作为原点建立三维直角坐标系，种植体摆放的位置（以某一固定标志点代表种植体位置，如圆柱体上面的圆心点）就能通过x、y、z以及a（角度）4个维度来描述；反过来也一样，当我们提供任意一个（x_i、y_i、z_i、a_i）值，都能知道它确切的摆放位置和方向。回到我们真实的种牙手术设计上来，当以修复为导向，遵照外科原则将种植体放置到理想的位置后，我们只需要一个辅助工具在手术中帮我们限定描述位置的4个变量即可，导板就能辅助达成这一目标。

当导板的主体部分镶嵌到牙列上，因其不能发生前后、左右方向上的移动，可以确定x轴和y轴；金属套筒可以确定a角度；套筒的平台和钻针的长度可以确定z轴，即确定种植体植入的深度。由此就可以辅助医生将种植体放置在预设的位置。尽管不同的系统之间具体的设计会有些差异，但底层逻辑都是一样的。

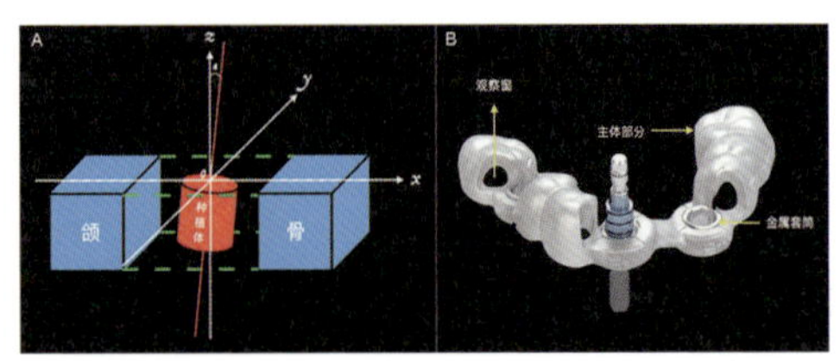

A.蓝色方块代表颌骨，红色圆柱体代表种植体

B.导板组件：主体部分、金属套筒、观察窗

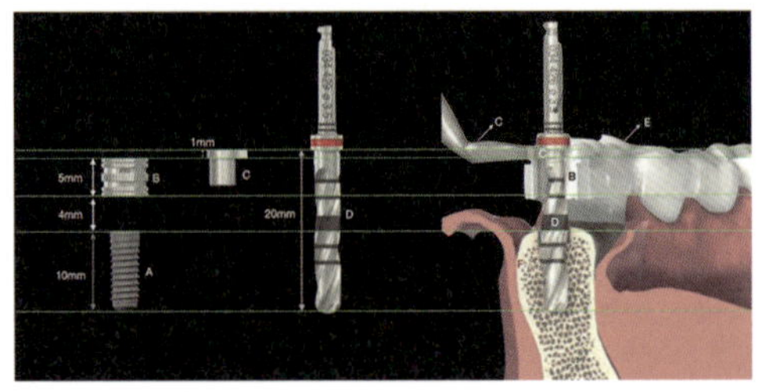

A.种植体　B.金属套筒

C.钻针引导器（外径等于金属套筒的内径，内径等于钻针的外径）

D.钻针　E.导板嵌在牙列上的主体部分

通过简单的剖析，我们知道数字化种植是一项可靠的技术，是比传统自由手操作相对更精确，更安全的一项技术。

数字化的种植技术除了上述静态导板之外，还有动态导航手术。目前导航手术的普及率还不是很高，它是通过红外实时追踪定位的原理进行工作的，对于某些极其复杂的手术具有明显的优势。随着数字化技术的不断进步，种牙机器人也已经问世了。无论是导板、导航还是种牙机器人，都能让患者更加受益。

拔了牙为什么不能马上种植

一位微信好友因为牙齿外伤向我咨询种牙，她直接问我："我想拔牙后立马做一个种植牙，因为我怕痛不想打两次麻药。"很多需要种牙的朋友都会有类似的诉求，专业上说为即刻种植。

即刻种植就是拔完牙后立即在拔牙窝内植入种植体，在拔牙的同期完成种植手术，它相比常规种植具有等待时间相对短的优点，因而受到广大患者的热捧。但如果对即刻种植的适应条件把握不当，盲目开展，可能会对术后牙齿的稳定性、美观性产生严重影响，甚至导致种植牙脱落，治疗失败。因此需要对预计的种牙位点进行客观、综合的分析后才能决定是否采取即刻种植，不能仅凭患者的期望或个别医疗机构的经营宣传而盲目选择。

影响即刻种植的因素有以下几个方面：

拔牙位点的健康状态　有明显感染的拔牙位点或牙根周围有广泛骨破坏的牙齿不适合即刻种植，应该推迟种植时间，待软组织愈合或者骨愈合后再行种植。

牙根尖与重要解剖结构骨的距离　种植成功的主要决定因素——种植体初期稳定性，由植入时骨的数量和骨的质量决定。因此，拔牙窝根尖如果没有3~5mm的充足骨量，不建议即刻种植。

拔牙位置　拔牙位置对我们种植时机的选择是一个很重要的参考因素。比如在上下颌前牙区，考虑到美观性我们会尽可能地选择即刻种植。

由此可知，即刻种植对病例的选择有严格要求。当患者再次咨询患牙能否即刻种植时，我们不能光凭看一下口内的牙齿或者仅仅一张X线片来回答，还需要更详尽地进行口腔检查以及全面的影像分析，才能给出一个完备的治疗方案，这样才能获得一个满意的效果。种植牙治疗是一个可预期的修复方式，需要一个好的治疗方案，同时需要方案的严格落实，这样才能获得长久稳定的治疗效果。

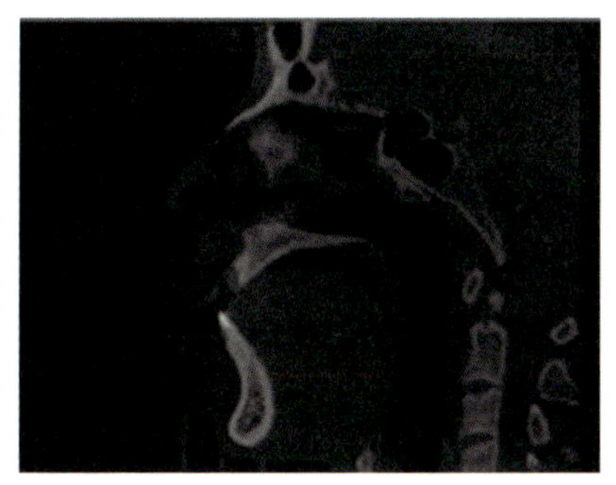

外伤根折根尖区具有充足骨量，
同时唇侧骨板完整，满足即刻种植的要求

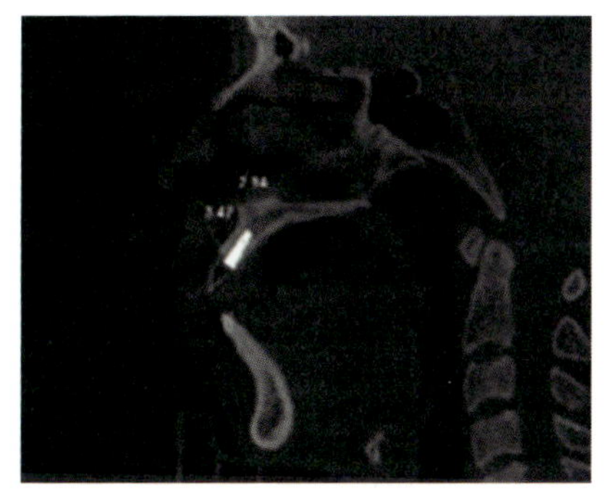

拔牙即刻种植后显示获得良好的效果

种植牙如何才能“长治久安”

临床工作中，经常会碰到患者咨询这样的问题：“医生，种植牙一般能用多久啊？可以用一辈子不？”同时也会遇到另外一种情形，一些患者在种完牙后，多年不来复查，当种植牙出现明显的问题时才回来就诊，并质问医生："种植牙不是不会坏的吗？"

在大家眼中，种植牙是"铁齿铜牙"，是不会坏的，可以用一辈子。但请试问，我们自己的天然牙尚且会出现各种各样的问题，又凭何要求种植牙就要用一辈子呢？

现有研究数据表明，种植牙8~10年的存留率高达93%以上，目前世界上使用时间最长的种植牙更是长达50余年。因此，种植牙确实有可能使用很长的时间。那么究竟怎样使用和爱护才能让种植牙使用更长的时间，也就是该如何"长治"才能让种植牙"久安"呢？

种植牙的"长治"主要包含个人的日常口腔护理及口腔医生的专业维护。

个人的日常口腔护理

避免咬硬物。天然牙、种植牙与牙槽骨结合的方式是不一样的，种植牙与牙槽骨之间没有牙周膜，属于刚性连接，没有与天然牙类似的生理动度，对于咬合力无法起到有效地缓冲。因此，尽量避免咬坚果等硬物，长期承受过大的咬合力可能会对种植牙带来不良影响。

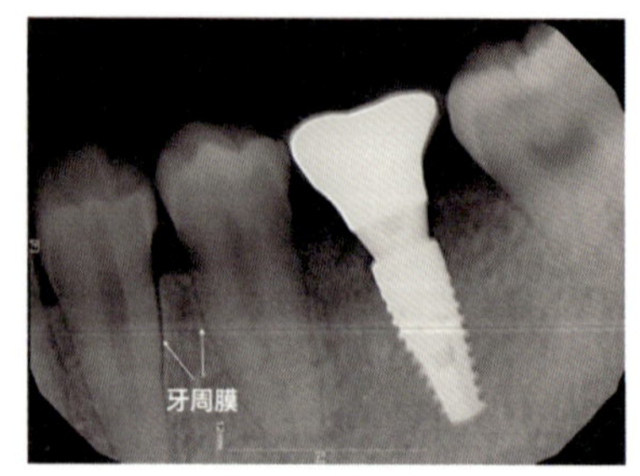

培养良好的口腔卫生

习惯，保持个人口腔卫生。由于种植牙与天然牙的差异，如果不能维持良好的口腔卫生，种植牙比天然牙更容易出现牙齿周围的炎症及感染。因此需要常规使用牙刷及牙线，并根据医生的建议配合使用牙缝刷或冲牙器。

口腔医生的专业维护

种植牙需定期到医院请专业医生进行维护，若有不适，则需尽快就诊。

定期复查的时间为：种植修复完成后1个月、3个月、6个月和1年，以后根据情况每半年或1年复诊一次。

复查时医生对种植牙进行必要的临床及X线检查，并根据情况进行必要的清洁和其他对症处理。

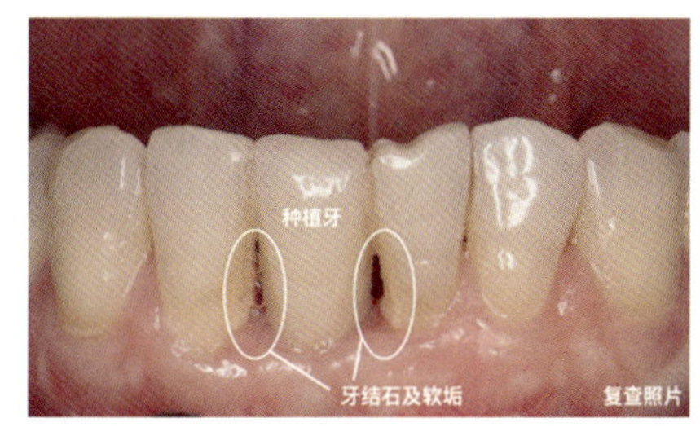

定期复查，一是为了监督个人口腔卫生的维护情况，对局部的软垢、牙结石进行清理；二是为了检查种植牙的咬合情况，进行必要的调整，以防因为天然牙在长期使用过程中的持续磨耗而导致种植牙受到过大的咬合力。同时，其他一些细微的异常情况也只有通过专科医生的检查才能发现，防微杜渐，将小问题遏制在萌芽状态，从而避免出现其他更严重的问题。

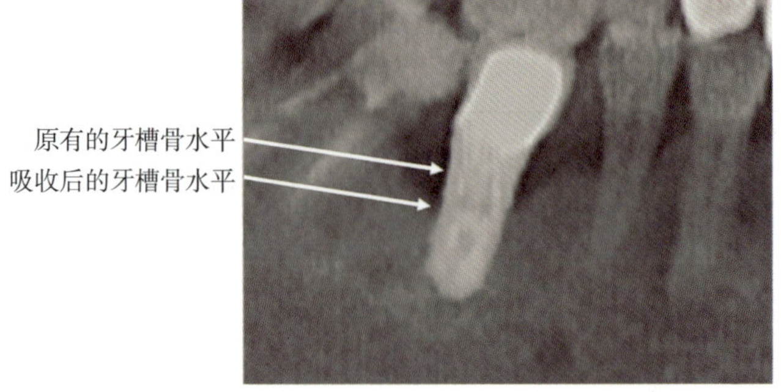

因此，要想获得种植牙的“久安”，就需要大家在日常使用、个人口腔卫生的维护以及定期复查等方面做到“长治”，才能最大限度地延长种植牙的使用寿命。

第四章

口腔正畸篇

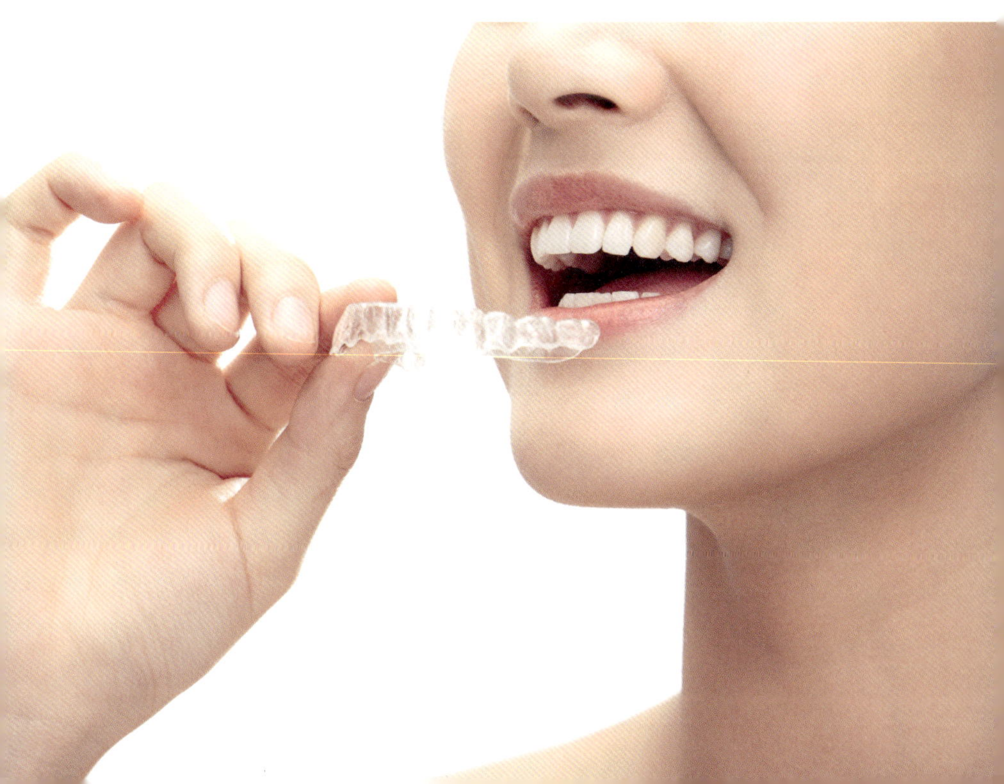

牙齿矫正基础知识

牙齿排列不齐会有哪些危害

每年寒暑假，很多家长都会因为孩子的各种牙齿问题来医院咨询牙齿矫正，其中牙齿排列不齐是最常见的问题之一。

为什么会出现牙齿排列不齐

牙齿排列不齐多数是由于牙列拥挤导致的。我们将牙弓中所有牙齿宽度的总和称之为牙量，能够容纳牙齿排列的颌骨的空间称之为骨量。当口腔中牙量和骨量不匹配，牙量大于骨量时，颌骨不足以容纳全部牙齿，就会出现牙列拥挤，牙齿排列不齐。

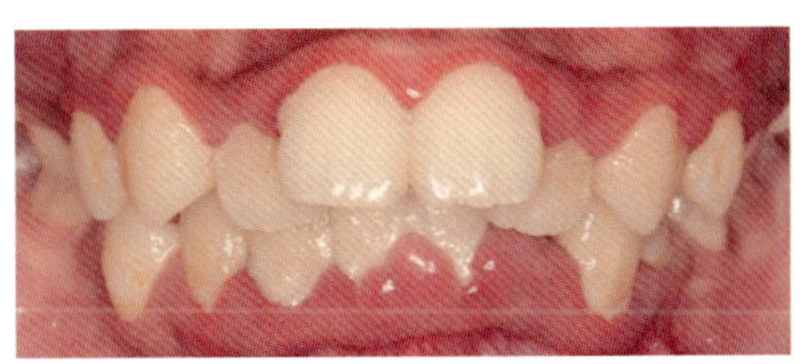

导致牙列拥挤的两大因素

遗传因素：在人类演化过程中，由于生活环境的变迁，科技的进步，食物的精细化，致使咀嚼器官功能退化减弱，其中肌肉退化最快，颌骨次之，牙齿退化最慢，造成牙量大于骨量的情况而导致牙列拥挤。另外，父母的遗传基因对牙齿及颌骨的形态、大小也有一定的影响。

个体因素：在乳恒牙替换过程中，由于牙齿脱落或萌出的时间、顺序异常，可导致牙列拥挤。长期咬下唇、咬手指或咬异物等口腔不良习惯也会造成下前牙的拥挤。长期食用精细柔软的食物会使颌骨得不到充分的功能刺激，进而影响颌骨发育，造成牙量大于骨量，出现牙列拥挤。

牙齿排列不齐有哪些不良影响

一是容易形成龋齿及牙周病。即使再认真刷牙，也很难彻底清洁参差不齐的牙齿，食物残渣堆积容易诱发龋齿及牙龈炎。龋齿可发展为牙髓炎或根尖周炎，导致牙齿疼痛；牙龈炎可发展为牙周炎导致牙龈退缩和牙齿松动脱落，严重危及牙齿和牙周组织的健康。

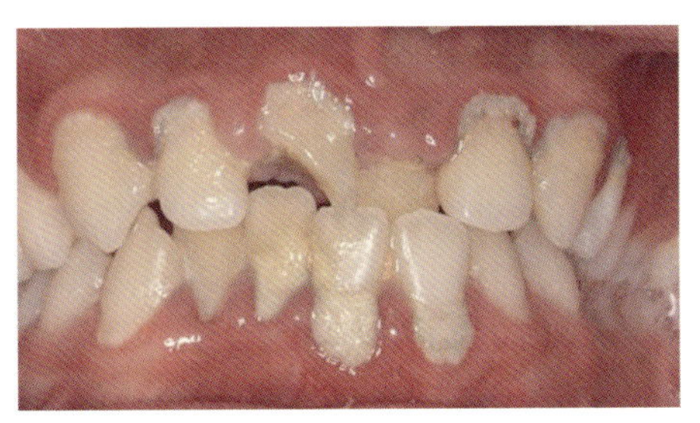

牙列拥挤伴牙结石，牙龈红肿

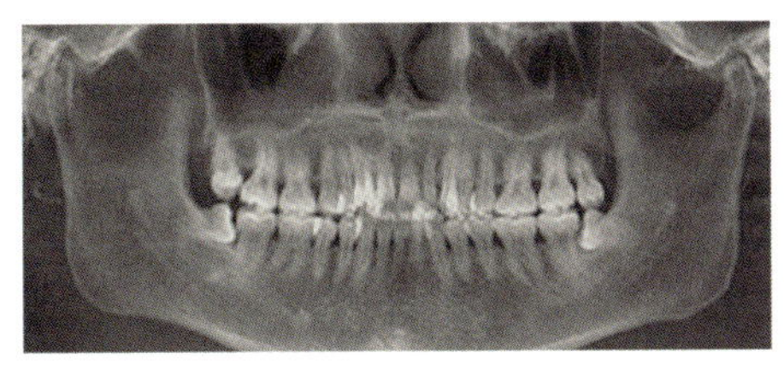

牙列拥挤伴全口牙槽骨水平型吸收

二是影响咀嚼功能及身体健康。牙齿咀嚼食物是人体消化吸收的第一个环节，牙齿排列不齐必然影响咬合关系，导致咀嚼效率降低，从而增加胃肠的负担，影响整个消化系统乃至全身的健康。

三是容易造成咬合创伤。口腔中的牙齿会因为排列不齐而导致承受咀嚼力量不均衡，个别牙齿由于承受较大的咀嚼力易造成慢性咬合创伤，进而影响牙周组织的健康和牙齿的使用寿命。被挤在牙列外的个别牙齿，其唇（或舌）侧牙槽骨附着丧失，周围黏膜软组织易形成慢性刺激，长此以往造成疼痛不适、牙齿松动甚至过早脱落。

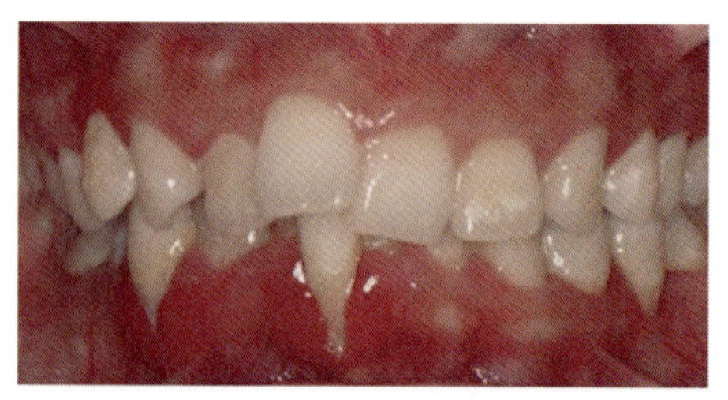

四是影响美观及心理健康。由于牙列不齐造成的颜面部美观问题，不仅对青少年患者的心理健康会产生不良影响，而且在如今“看脸”的时代还会影响就业、择偶等工作生活的方方面面。

牙齿排列不齐往往不是独立存在的，多伴随有咬合关系不协调等其他口腔问题，通过正规的正畸治疗可以解决，而不规范的正畸操作会对患者牙体、牙周等造成不可逆的创伤。

你的牙齿需要矫正吗

排列整齐、咬合良好的牙齿是健康和美丽的象征，不仅可以增加颜值，利于牙齿健康，更有助于牙齿行使咀嚼功能。但大部分人的牙齿都存在一些排列或咬合的问题，而正畸治疗可以让人们拥有整齐的牙齿和良好的咬合。如果只是局部个别牙齿不整齐，不影响咬合功能和容貌美观，可以考虑不矫正。那么哪些情况需要矫正呢？以下列举了一些常见的需要进行正畸矫正的情况：

牙列拥挤：拥挤的牙齿不仅影响美观，更难以清洁，容易导致龋齿和牙周病。

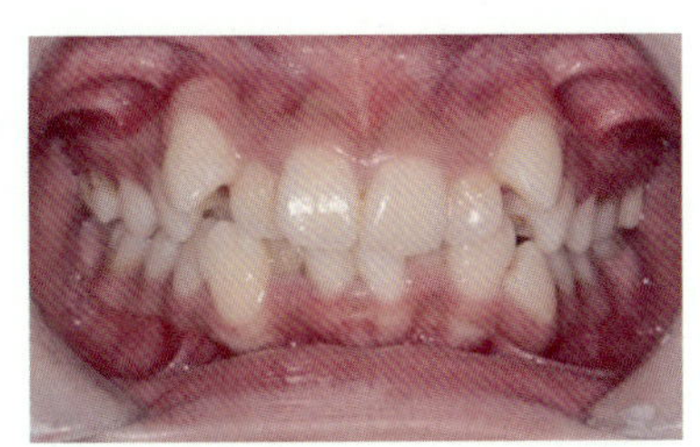

地包天：下牙咬在上牙外面，前牙咬物切割功能差，影响面部美观。

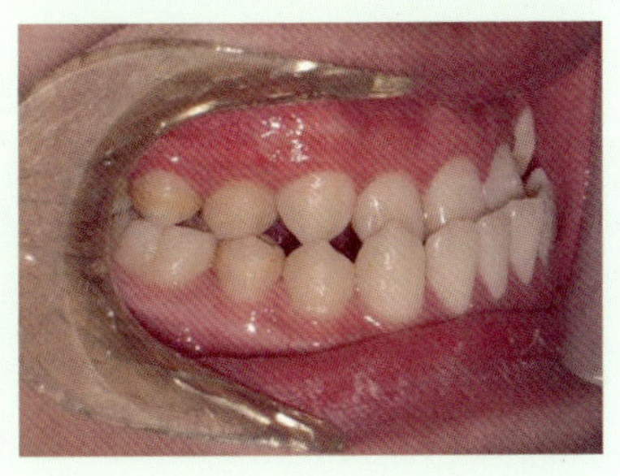

深覆合：上前牙盖过下前牙超过1/2，严重者下前牙咬至上颌牙龈导致创伤。

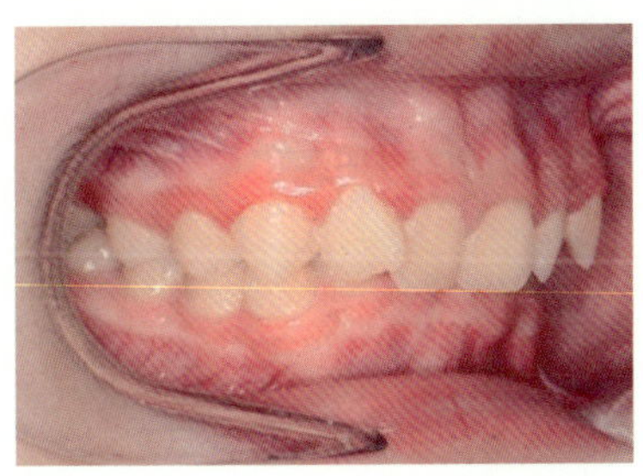

牙列间隙：牙列间隙易影响咬合功能及容貌美观。

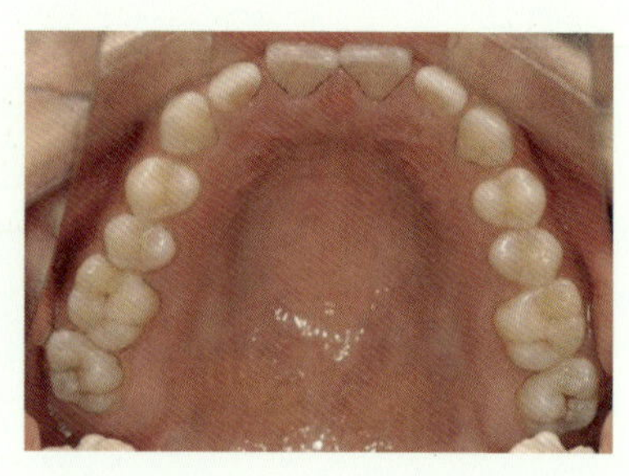

龅牙：上前牙外飘，上颌前突，自然状态下双唇不能闭拢，严重影响美观。

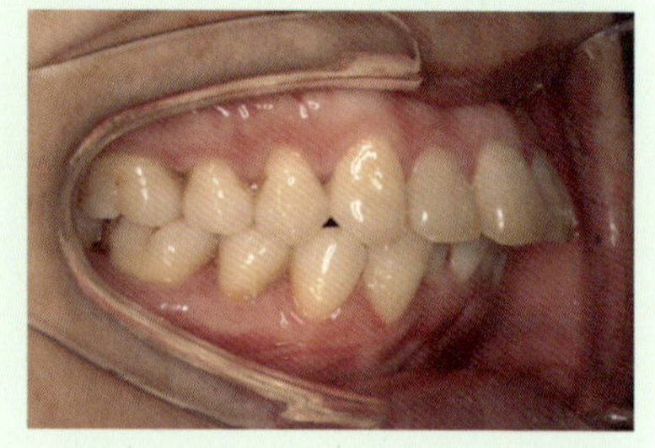

开合：前牙或后牙在垂直方向上无接触，影响咀嚼功能和发音，也会降低面部美观度。

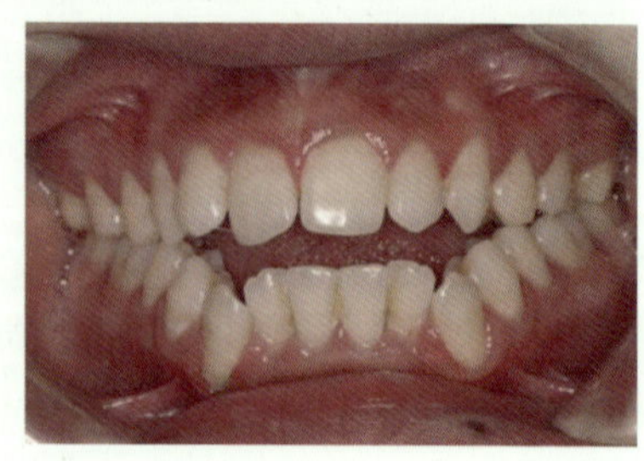

露龈笑：微笑时，上颌前牙牙龈暴露量在2mm以内属于正常，大于2mm牙龈暴露量会降低面部动态美观度。

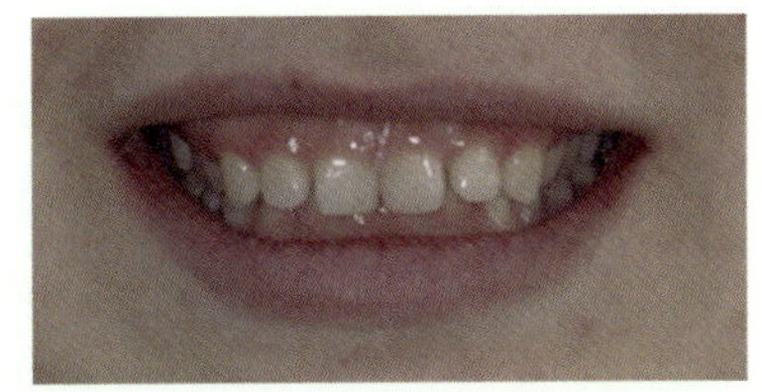

面部不对称：上下牙列中线不齐，可以表现为偏殆，面部左右两侧不对称。

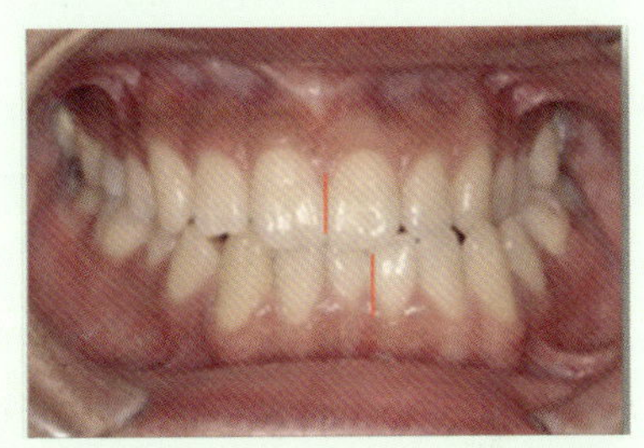

锁殆：咬合时，上颌个别后牙或多个后牙咬合在下颌后牙的颊侧，或是下颌个别后牙或多个后牙咬合在上后牙的颊侧，上下后牙咬合面无接触，严重影响咬合功能。

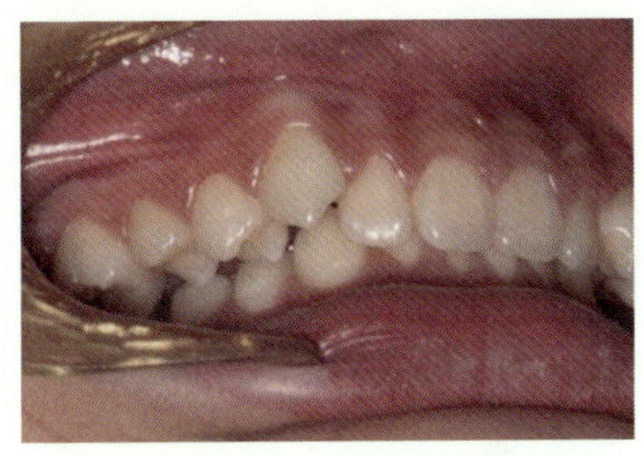

埋伏牙：牙齿埋伏在颌骨里，不能自行萌出，可以通过拍摄X线片诊断。

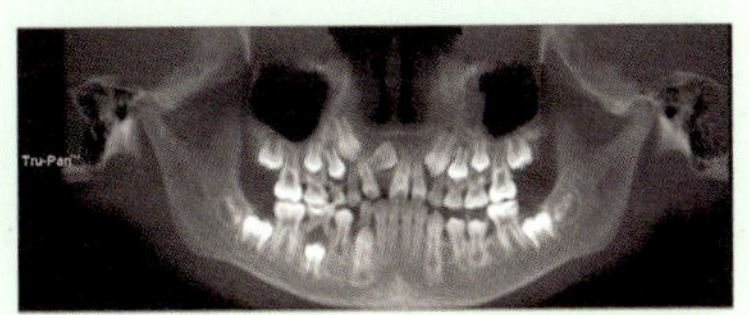

早期干预要适时，不要盲目跟风

我国儿童/青少年错殆畸形患病率由20世纪60年代初的40%上升至2000年的67.82%，严重影响我国儿童口腔功能，例如咀嚼、吞咽、语言等，还影响颜面美观，甚至影响儿童全身及心理健康。错殆畸形发生涉及遗传及环境因素，早期矫治创建良好的牙颌面生长环境，纠正异常牙颌面生长，能有效地降低儿童错殆畸形的发病率，维护儿童身心健康。

儿童错殆畸形的早期矫治就是在儿童生长发育过程中，在错殆畸形发生发展的初期，及时发现牙颌面的形态结构及功能异常，通过合理有效的干预，排除口腔及全身相关的环境因素对牙、颌、面发育的不良影响，同时降低错殆畸形严重程度和复杂程度。当发现以下几种情况时，请遵循发现即治疗原则：

反殆：俗称“地包天”，即下牙齿包住上牙齿。“地包天”不仅影响面容美观、发音，还会导致咀嚼功能下降，加重胃肠负担。

上前牙过度前突：俗称“大龅牙”。有“龅牙”的孩子在玩耍或体育活动时易引起外伤折断，而且“龅牙”不好看，会造成孩子自卑心理，极大程度地影响孩子的学业和社交。

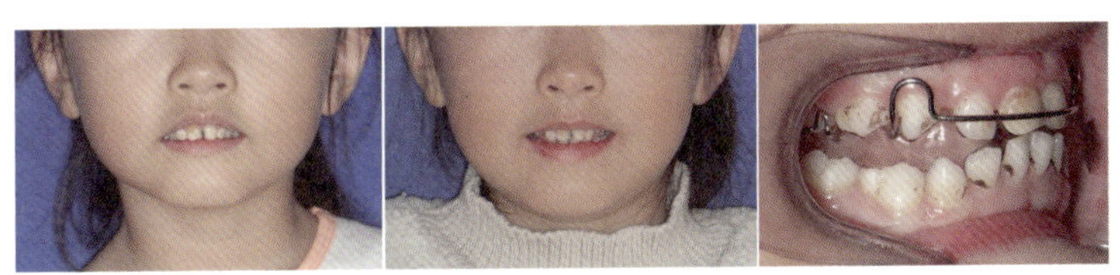

上颌前突矫治前、后及术中使用的矫治器

恒牙不萌出或阻生：阻生牙是指牙齿部分萌出或完全不能萌出，并且以后也不能萌出的牙。儿童期门牙多见。可通过牵引等方法改善。

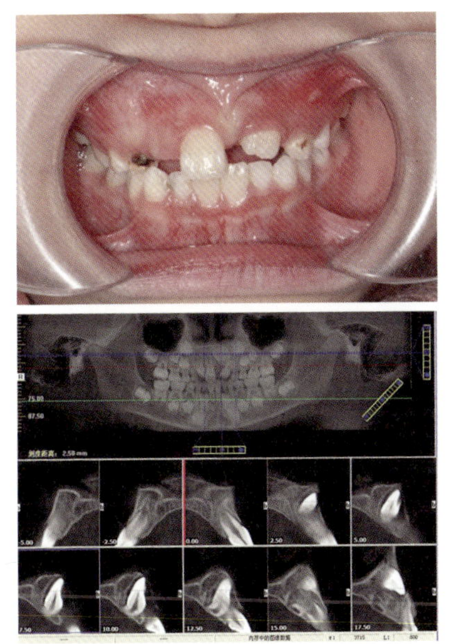

替牙期发现的前牙埋伏阻生情况需要及时矫正

不良习惯：口腔不良习惯主要包括咬嘴唇、吮指、吐舌、张嘴呼吸等等。吐舌习惯可能造成前牙局部小开𬌗畸形及下颌前突畸形；替牙期患儿有舔牙习惯时可导致龅牙；吮指习惯对牙颌生长发育的影响随吮吸手指及姿势的不同而有所不同。如果这些习惯持续到3岁甚至更大的年龄，都有可能导致骨骼和牙齿的畸形，所以也应该及时来医院进行阻断矫治。正常的呼吸功能是通过鼻呼吸的方式进行的，然而，当出现腺样体和/或扁桃体肥大、慢性鼻炎、鼻窦炎、鼻甲肥大、鼻中隔偏曲等疾病时，正常的鼻腔通道部分或完全地被阻塞，只能被迫用口进行呼吸，久而久之会引起牙颌面部的发育畸形。

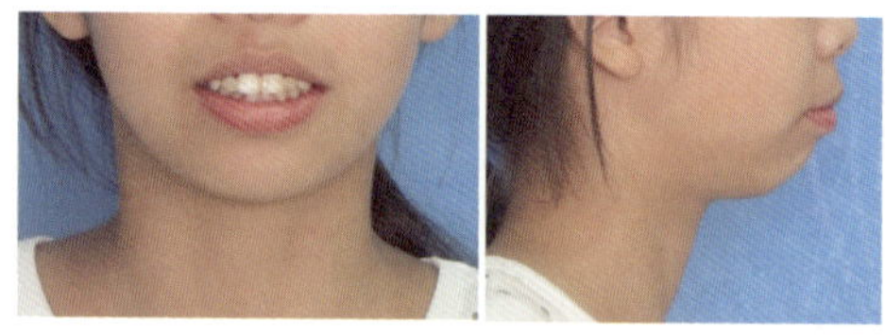

长期口气呼吸导致的腺样体面容

对于儿童错殆畸形的早期矫治应遵循我国儿童牙颌面生长发育规律，重在预防、意在阻断，创造儿童牙颌面生长发育的良好口腔环境，并做到因势利导，利用有利的牙颌面生长，控制不利的牙颌面生长，从而达到阶段性治疗目的。早期矫治的核心是医生正确的矫治理念而不是矫治器，儿童错殆畸形早期矫治的治疗目的必须明确，正确的诊断和合理的治疗计划非常重要，还要充分考虑早期干预对牙颌面发育的后续影响。

早期矫治应以简单、有效及价低为基本原则，但是家长需意识到儿童错殆畸形早期矫治也有一定的局限性，要避免过度治疗。如处于牙颌面生长发育活跃期，患者的畸形特征往往未完全表现，一些骨性畸形或生长型畸形可能会延续到生长发育停止，因此矫治时间可能较长，需要谨慎评估患者情况是否适合早期矫治，切忌盲目跟风。

关于矫牙的三个谣言，你中招了吗

随着生活水平的提高，矫正牙齿已经成为很多人的日常选择。很多人在矫牙之前，喜欢先在网上检索或向亲友打听矫牙的相关信息。结果，不问不知道、一问吓一跳，好像总有一些吓人的说法要劝退您矫牙的念头。关于最常见的几种矫牙谣言，让医生用科学粉碎谣言，为您矫正牙齿排除顾虑。

谣言一：矫正过的牙齿会松掉，老了以后会掉牙

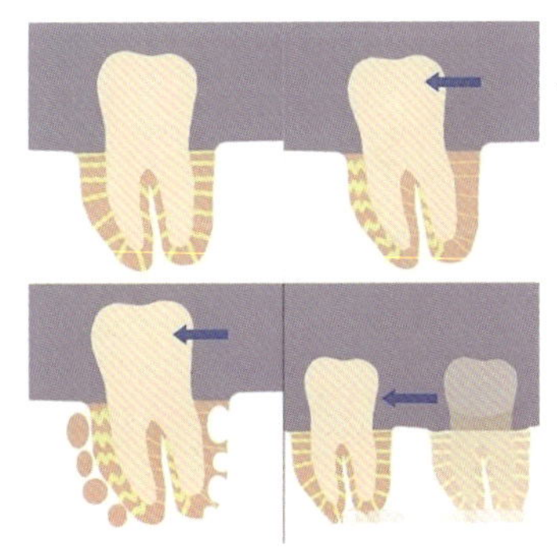

成年人牙齿松脱的主要原因是牙周炎，而罹患牙周炎与是否做过矫正无关，它的关键致病因素是口腔菌斑微生物。

牙齿本身也并非纹丝不动，而是终生处于稳定与移动的平衡中。矫正是通过科学的外力为牙齿“搬家”，整个过

程是柔和的、渐进的，不会对牙齿、牙周组织产生损伤。

矫正后牙齿排列更整齐，有利于口腔清洁。从这个意义上说，牙齿矫正还有助于牙周健康。只要认真刷牙、定期进行牙周维护，矫正过的牙齿会健健康康陪伴您一生。

谣言二：成年人已经长“定型”，不能矫正了

错！人体终生都在变化，是永远不会长“定型”的。在矫牙这件事上，处在青春发育生长期的未成年人，确实有很大优势。比如，同样的治疗，他们的治疗周期会更短。有些错颌畸形，未成年人可以采取更简单的治疗。而成年人要使用更复杂的手段，甚至正畸-正颌联合治疗。成年人的治疗费用也往往相对更高。但是，成年人也有自己的优势，他们心智成熟，有更好的配合度。因已经过了生长发育高峰期，牙颌条件比较明确，更利于医生诊断。不管是哪个年龄段，是否适合矫正，采取什么样的矫正方案，都需要专业正畸医生进行综合评估。

谣言三：拔牙损伤健康，矫正不能拔牙

对于一部分错颌畸形，正畸医生会给出拔牙的方案。这

是因为随着人类饮食的精细化，现代人咀嚼力下降，颌骨和牙槽骨容量减小，不能再容纳下正常生长的所有牙齿。就会出现牙齿拥挤不齐、前突等错颌畸形。适量地拔除牙齿，就成为一种合理的设计。

只要矫正方案设计没有问题，拔牙本身不会导致危害。牙齿的神经属于末梢神经，拔牙对邻牙或者其他神经没有不良影响，所以不会像有些传闻所说的“伤害神经”。拔牙也不会导致“稀牙露缝”。因为拔牙本身就是为牙齿提供必需的空间，只要是科学合理拔牙，矫正后不会遗留缝隙。另外，拔牙更不会导致别的牙齿松动，导致牙齿松动的最主要原因是牙周炎。

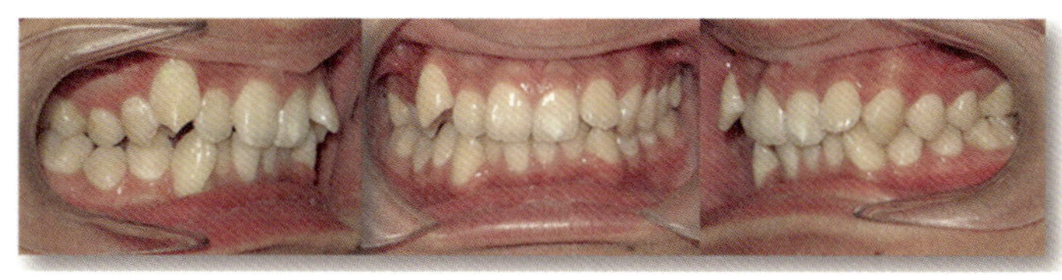

矫正前

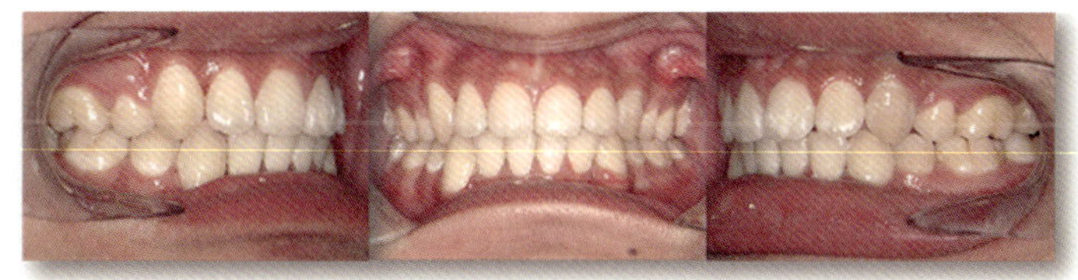

拔除4颗前磨牙矫正后

牙齿矫正常用的矫治技术

隐形牙套VS钢牙套，您更适合哪一种

随着社会的发展，越来越多的人进行牙齿矫正，矫正器的种类也越来越多。临床常用的有金属材质的固定矫治器（俗称“钢牙套”）和塑料材质的无托槽隐形矫治器（俗称“隐形牙套”）两大类。“隐形牙套”和“钢牙套”各有优缺点，相信在医生的指导下，您一定能做出最适合自己的选择。

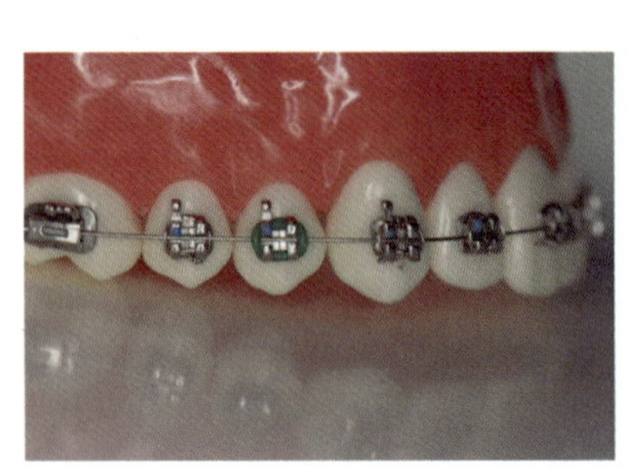

传统金属牙套

“钢牙套”已有超过100年的历史，技术成熟，是目前临床中最常用的矫治器，主要由粘于牙面的托槽和矫正弓丝两部分组成，由于全是金属材质，所以俗称“钢牙套”。它是通过弓丝形变产生矫治力使牙齿发

生移动来达到矫正牙齿的目的。矫治器固定于牙面，不可拆卸，对患者的配合要求低，价格也更经济。但舒适度差，异物感明显；托槽粘于牙面，咬合力太大容易造成松脱，增加复诊频率，影响疗效，因此矫治过程中应避免咬硬物，比如鸡爪、坚果等；形状复杂不易清洁，易发生龋齿、牙龈炎等。

“隐形牙套”是通过数字化3D打印技术，为患者量身定制的一系列近乎隐形的透明矫治器，由弹性透明的高分子纳米材料制作而成，俗称“隐形牙套”。每幅矫治器通过形状的微小变化来控制牙齿向医生预设的位置移动，从而达到矫治目的。与传统“钢牙套”相比，“隐形牙套”具有独特的优势：透明，几乎隐形，在不被别人发觉的情况下悄悄变美，适合对美观要求较高的患者；摘戴方便，可取下进食、刷牙，便于牙齿清洁，对牙周情况差、口腔卫生不佳的患者是不错的选择；表面光滑、佩戴舒适，不易出现口腔溃疡；复诊时间可延长至3个月甚至更久，减少复诊次数，方便因工作忙或学业紧张而不能频繁复诊的患者，因特殊情况无法按时复诊的患者也不影响疗效，只需按时更换牙套即可。“隐形牙套”也有明显的不足：摘戴方便，既是优势也是缺点。要求每天佩戴20小时以上，同时配合咬胶，使牙齿跟牙套更贴合，所以对患者配合度要求更高；与传统“钢牙套”相比，其需要医生精确预判矫正过程及结果，对医生的技术要求更高，需选择有专业认证资质的医生；价格贵，比“钢牙套”价格翻一番。

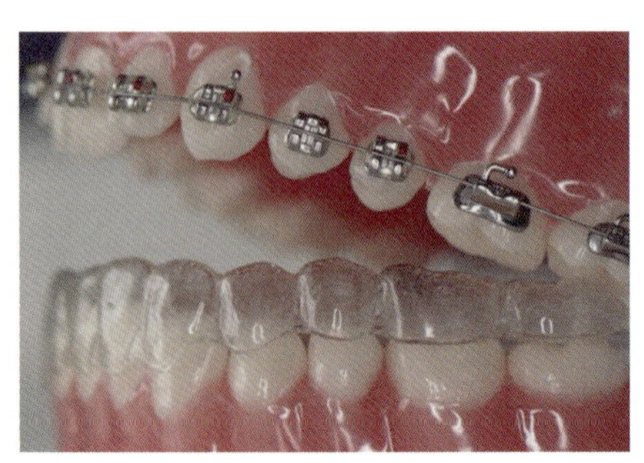

上颌：金属牙套
下颌：无托槽隐形牙套

不管“钢牙套”还是“隐形牙套”都只是正畸医生的矫正工具，矫治效果和时间更多取决于医生的技术水平和患者的配合度，与选择哪种牙套没有太大关系。患者可根据上述各自的优缺点，结合自身情况，在医生的指导下选择适合自己的矫正器，以期早日拥有美丽微笑。

“小下巴”怎么办？功能矫治神器来帮您

“小下巴”在临床中又称骨性Ⅱ类错颌，患者面型侧貌呈凸面型，似“鸟喙”样。其常伴随牙齿排列不整齐，上门牙与下门牙前后距离相差远，上门牙遮盖、包裹下门牙等牙齿排列异常。不仅严重影响日常咬合功能更是颜值杀手，而且这种错颌畸形难以随生长发育而自行纠正，是对功能、美观和健康危害很大的一种错颌畸形。

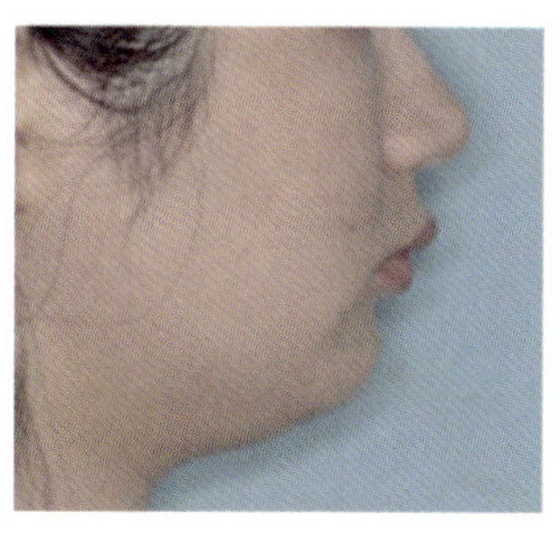
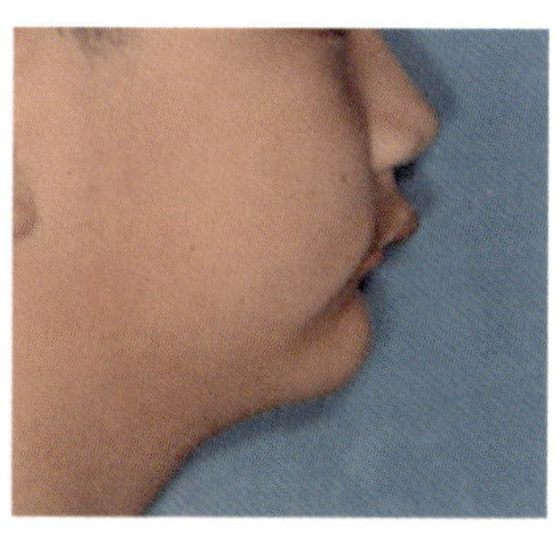

常见的“小下巴”侧貌

“小下巴”的病因

一方面是遗传因素，即基因决定了下颌骨的形态；另一方面是环境因素，是由于在小时候有吮咬下唇、口呼吸等不良习惯，抑或存有如上门牙向舌侧倾斜等牙齿位置异常导致下颌骨发育不足或被迫一直处于比较靠后的位置，从而导致了“小下巴”的面型侧貌。日常生活中，遗传因素我们人为是很难改变的，但是我们可以帮助小朋友戒除不良习惯，尽量破除造成“小下巴”的环境因素，以规避后天的“小下巴”，所以尽早、定期的口腔检查是必要的。

治疗“小下巴”的方案

一是拔牙正畸掩饰性治疗，这种方案主要是改善牙齿排列和牙齿咬合关系，但对面型的改善极小；二是待到成年后接受正颌-正畸联合治疗，通过外科手术可极大改善面型侧貌美观，但是存在外科手术的风险及围手术期的痛苦；三是在生长高峰期采用功能矫治器刺激下颌骨的生长并改变下颌骨的位置，以求面型的改变，后期再配合正畸治疗矫正牙齿排列及咬合关系。疗效良好的功能矫治可以获得类似外科手术的面型改善，同时还可避免手术的风险和痛苦以及手术所带来的经济压力。

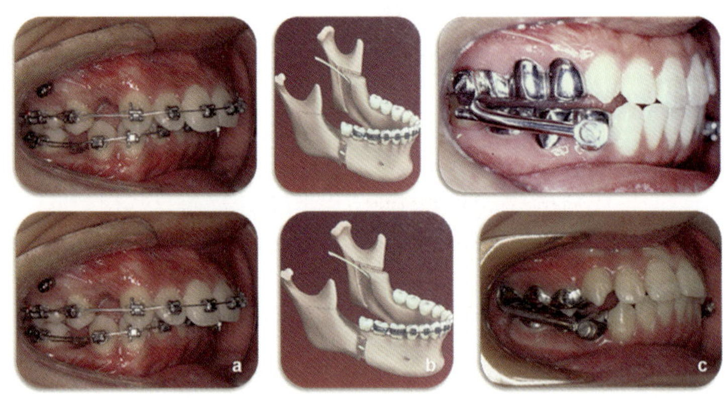

a：拔牙正畸掩饰性治疗　b：正颌手术治疗
c：固定功能矫形治疗

功能矫治器治疗“小下巴”是通过装置强制前伸下颌，使下颌骨功能性前伸移位来矫正上、下颌骨间的相互关系。这个过程好像我们平时健身，通过不断地锻炼对特定的局部肌肉进行塑性，功能矫治器则像一个健身器材，通过佩戴功能矫治器下颌骨被迫处于前伸的位置，这样可以针对性的锻炼和刺激下颌骨和颞下颌关节区的肌肉与韧带以及颞下颌关节结构的改建、塑性，然后使下颌骨完成从被迫前伸到适应性前移的转变，最后下颌骨稳定处于前伸的位置，以达到协调上下颌骨关系的目的。同时我们也期待持续的机械力刺激可以促进下颌骨的生长，以获得良好的面型改善。

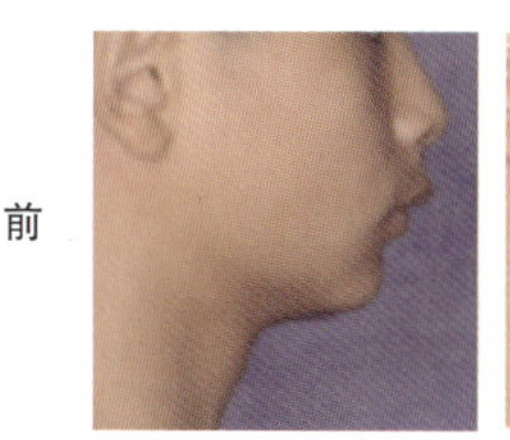

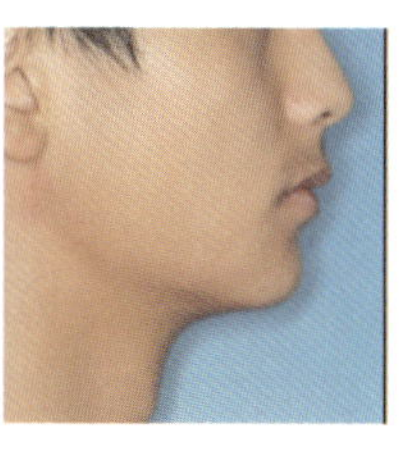

功能矫治器治疗前、后侧面照对比

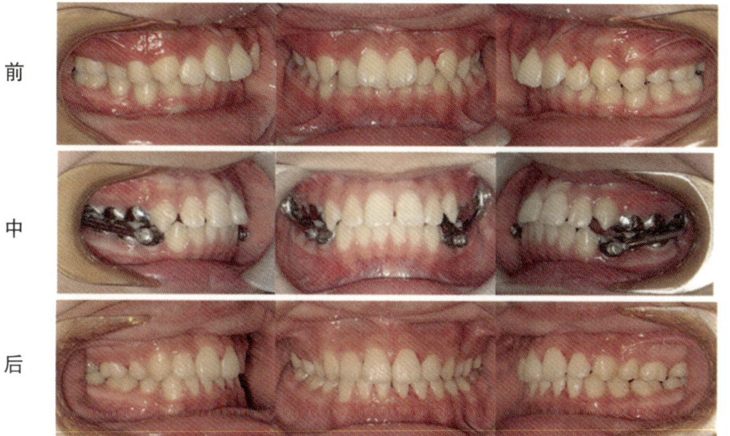

经功能矫治器联合固定矫治技术矫治前、中、后口内变化

但是这个过程需要我们的机体处于一个生长改建的活跃期，所以最佳的功能矫正时间是青少年生长高峰期及高峰期前1~2年，男生在11~13岁，女生在10~12岁。错过了这个生长

期，功能矫治的疗效则会大打折扣。

治疗“小下巴”的功能各种矫治器原理大致相同，但具体矫治器的特性又各有不同，没有最好的矫治器只有最适合的矫治器。临床上常用的矫治器有Activator矫治器、Twin-Block矫治器以及Herbst矫治器。矫治方法虽然是多样的，但最佳选择往往需要专业正畸医生根据患者的具体情况做出准确地诊断后，方可提供最合适的治疗方案。所以，如果有类似情况，要尽早寻求专业的正畸医生的帮助。

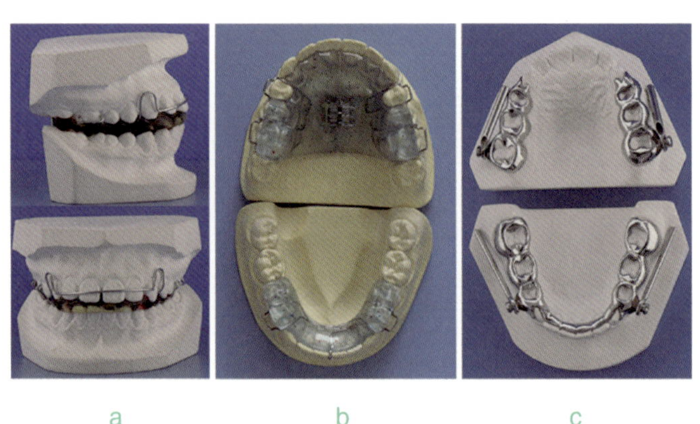

a b c

a:Activator矫治器 b:Twin-Block矫治器 c:Herbst矫治器

舌侧矫正——让您悄悄变美的秘密武器

你是否被“龅牙”或“牙齿乱七八糟”等问题所困扰？如果想拥有一副整齐漂亮的牙齿就来矫正吧。一提到矫牙，立马会想到“钢牙”？太不美观！陶瓷牙套？黑黑的钢丝还是挺显眼难看的，不美观！你可能会说：“我不仅想拥有漂亮整齐的牙齿和迷人的微笑，而且还想悄悄地，没人知道。”那么舌侧矫治将是你很好的选择！

近年来，随着经济生活水平的提高，人们对美的追求愈加强烈，越来越多的人寻求矫治来让牙齿更整齐美观，与此同时，很多患者也希望在漫长的矫治过程中佩戴的矫治器也能美观隐形。那么舌侧矫治技术能够很好地满足这一需求。舌侧矫治技术是将矫治器（个性化托槽和弓丝）放置于牙齿舌侧面，主要通过托槽与弓丝之间的相互作用力进行矫治，这是区别于唇侧矫治的一种固定矫治技术，其在外观上看不到任何正畸治疗装置。

舌侧矫治自20世纪70年代问世以来，已经有50多年的发展历史。早期由于该技术操作复杂，故发展较慢。后随着3D技术的引入，舌侧矫治器的生产效率、精度都有提高，矫治器也更小巧光滑，而且大大简化了医生的操作，并提高了治疗效果。目前，越来越多的正畸医生接受并开展舌侧矫正技术，加之患者对隐形矫治的需求，应用前景广阔。那么，舌侧矫治技术具有哪些优缺点呢？

优点	舌侧矫正器主要放置在牙齿的舌侧，不影响牙齿唇面的美观，可以实现完全的隐形矫治。 矫治器在牙齿舌侧，对牙釉质表面无损伤，也无需担心牙齿表面的脱矿现象。 无托槽隐形矫治需要患者高度配合，而舌侧隐形矫治无需患者自行取戴。对于有些患者想做隐形但自律性不好，舌侧隐形矫治将是其最优的选择。 从生物力学方面分析，由于托槽特殊的黏接位置，使矫治力的作用点和方向更接近牙阻抗中心，使舌侧矫治较唇侧矫治具有独特优势，尤其在压低前牙、上颌扩弓、远中移动上颌磨牙等方面效果显著。 对于一些喜欢运动的患者，选择舌侧矫治可避免在运动中唇侧矫正器对唇部的损伤。
缺点	由于托槽、金属丝等都在舌体周围，因此会影响舌头活动，对进食与说话的妨碍比常规矫治更大，患者比较难适应。 舌侧矫治费用比常规矫治费用更高。 与常规矫治相比，舌侧矫治难度更大，操作更复杂，椅旁操作时间更长。

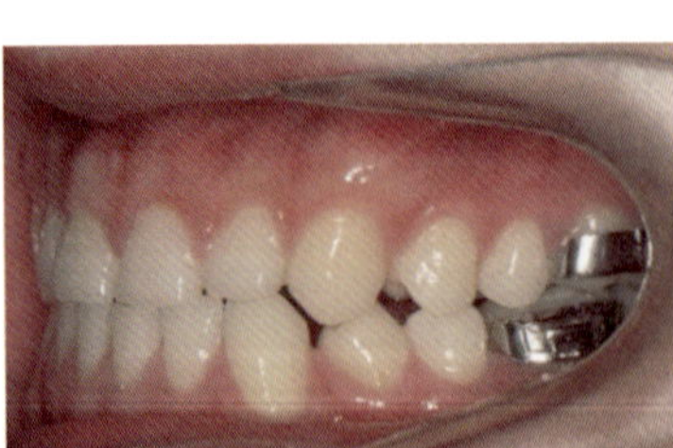

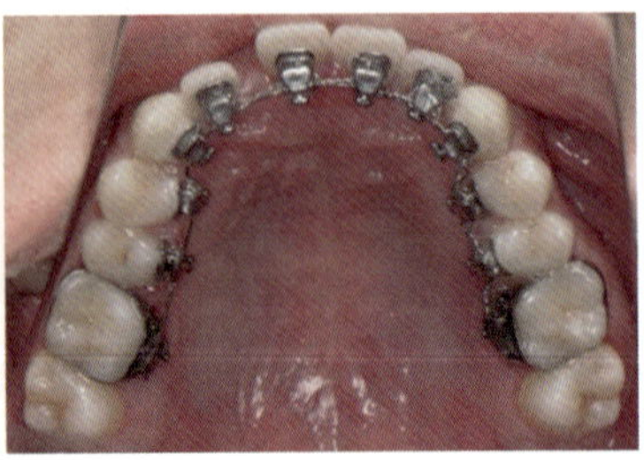

防微杜渐，早期矫治的那些事

在临床接诊患者时，经常会遇到有家长问：“我们家孩子的牙齿长得乱糟糟的，但现在孩子年龄还小，是现在就矫正还是等孩子牙都换完了再矫治呢？”这里就来探讨一下早期矫治的最佳时机，牙齿出现哪些情况需要早期矫治。

早期矫治的最佳时机

一般来说，早期矫治的时机是4~11岁。该阶段骨骼改建速度快，可塑性高。不同的错颌畸形早期治疗的时间有所不同，比如“地包天”患儿，可以在4岁，孩子能够配合医生的前提下开始治疗。又如“小下巴”的患儿，应在9~11岁，生长发育高峰前期或生长发育高峰期进行矫治。

需要早期矫治的错颌畸形的类型

前牙反颌：即“地包天”，由于下牙包住上牙，导致上颌的发育受限，而下颌又因为没有上颌的约束出现发育过度。如不及早干预治疗，长大后出现“鞋拔脸”。

乳牙早失：乳牙过早脱落，缺牙间隙两侧的牙齿会向间隙处移位，继而使后续的恒牙萌出间隙不足，引发拥挤，若不采取预防性的措施来维持间隙，恒牙期拔牙矫正的可能性会显著增加。

乳牙滞留：牙齿替换中，如果乳牙牙根没有完全吸收就会出现乳牙滞留，造成继替的恒牙异位萌出，应及时拔除滞留的乳牙。

口腔不良习惯：咬手指、吐舌等不良习惯如不及时阻断会导致牙齿甚至骨骼畸形。孩子存在鼻咽部气道阻塞性疾病，如扁桃体、腺样体肥大，会造成张口呼吸的习惯，若不及时治疗会造成上颌前突、下颌后缩的“腺样体面容”，更为甚者会影响孩子的睡眠质量，使孩子生长发育迟缓。

“小下巴”畸形：这类患儿如果能在生长发育期给予相应的治疗，就可以避免或减轻成年后骨骼畸形的程度。

矫牙过程中使用的“骨钉”是怎么回事

在临床工作中，专业的正畸医生常会根据患者牙齿移动情况，在正畸术中为患者植入支抗钉。那么，这时患者就困惑了，矫牙不是戴牙套就可以了，打“骨钉”又是怎么回事？打“骨钉”疼不疼？我刚拔了牙齿，我怕疼，能不打“骨钉”吗？“骨钉”打在哪儿？打“骨钉”之后会不会取不下来呢？在这里做简单的回答。

什么是“骨钉”

“骨钉”即为支抗钉，支抗钉是在骨质上植入的一颗迷你型号的钉子，外形似“小螺钉”，常用毫米单位测量尺寸。牙齿矫正过程中，支抗钉可以起到辅助矫正牙齿的作用，通过使用支抗钉可以找准牙齿移动的位置，支抗钉植入过程痛苦程度小，使用过程中并不会影响到牙齿的美观形象。就是这样一颗小小的钉子，能够作为施力的单位，钉子在骨质里面是不会动的，通过在钉子上挂个橡皮圈或是小弹簧，就能够对牙齿施加移动的力量。

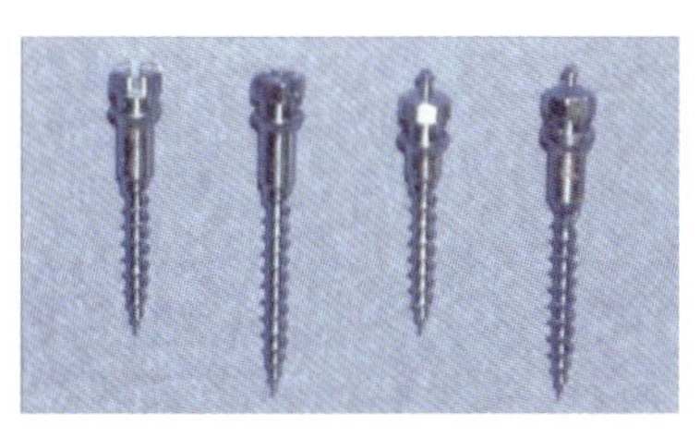

牙齿矫正打支抗钉的注意事项

术前准备	女性患者避开月经期。 当日正常饮食，身体无其他不适，近3日无熬夜、酗酒。 拍X线片。 过氧化氢液漱口。
术后注意事项	术后拍X线片查看支抗钉位置是否适当和安全。 留院观察30分钟，无明显不适方可离院。 氯己定漱口水连续使用3天，每天3次，按说明书使用。 注意维护口腔卫生，避免引起细菌感染。 不要喝酒，注意饮食，避免辛辣刺激性食物，增强抵抗力，不要感冒。

打“骨钉”疼不疼

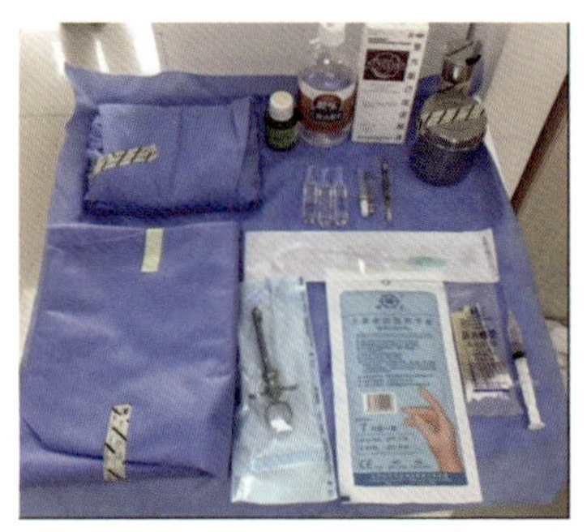

打“骨钉”的前期准备

“骨钉”植入前，医生、护士会做好严格的消毒准备工作，避免细菌感染。过程中也会进行局部浸润麻醉，这样既能缓解疼痛不适感，也能让患者及时感受到支抗钉碰到牙根后轻微疼痛而做出反应。医生可及时变换方向，这样就不疼啦！

“骨钉”取出来后会留洞么

支抗钉取出后是不会留洞的。支抗钉是植入在牙槽骨内，而牙槽骨是人体全身活跃性最强、改建能力最快的骨骼，支抗钉取出后的“血洞”，会被血液充盈，同时周围的成骨细胞也会活跃起来帮助一起把“血洞”填满骨纤维。一般7天左右，就会发现“血洞”已消失啦！

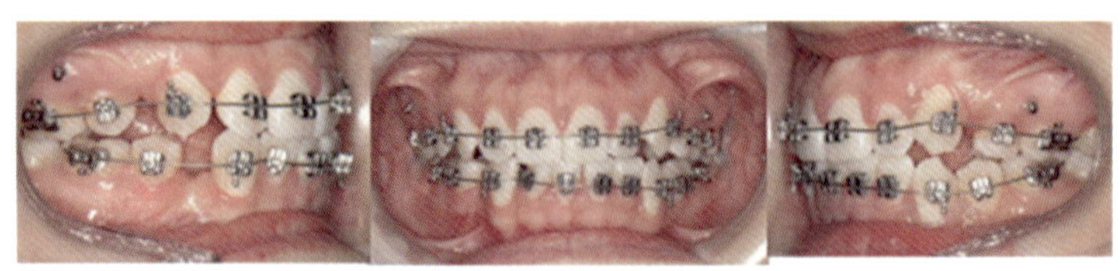

“骨钉”口内相片

牙齿矫治管理

佩戴矫治器的注意事项

医生，我看很多人戴钢套箍牙，我家小孩“地包天”用这种随时摘戴的牙套能治好么?

医生，我的牙套断了怎么办?

医生，为什么我的隐形牙套戴一段时间就变色了?

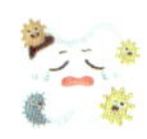

以上是使用活动矫治器和隐形矫治器的患者及家属经常提出的问题，这两类矫治器都需要患者日常摘戴，较传统的固定矫治器存在一些不同，那么我们就一起来了解一下活动矫治器和隐形矫治器吧!

什么是活动矫治器和隐形矫治器

活动矫治器是一种能自由摘戴，与牙齿、口腔黏膜表面有接触，并能纠正牙齿、颌骨畸形的矫治装置。

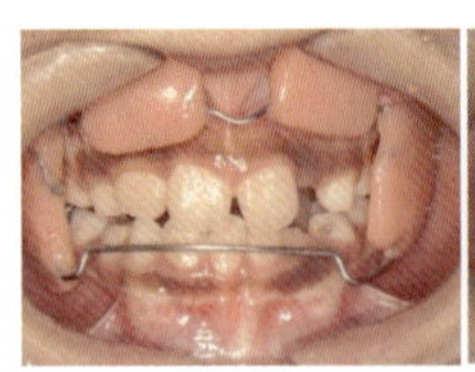
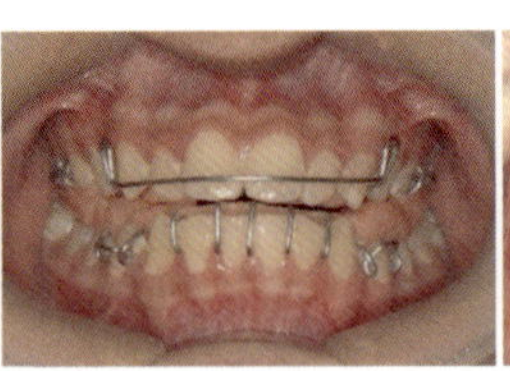
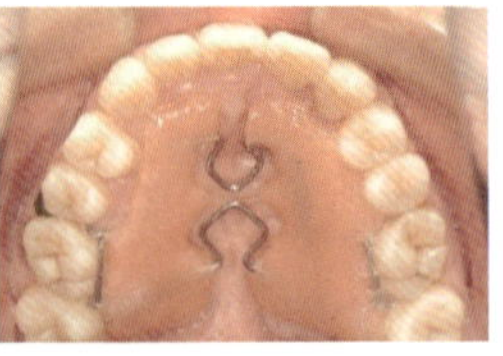

隐形矫治器是一种通过计算机辅助设计和制作的透明弹性塑料活动矫牙装置。它不使用托槽和弓丝矫正牙齿，因此又称无弓丝矫治器。

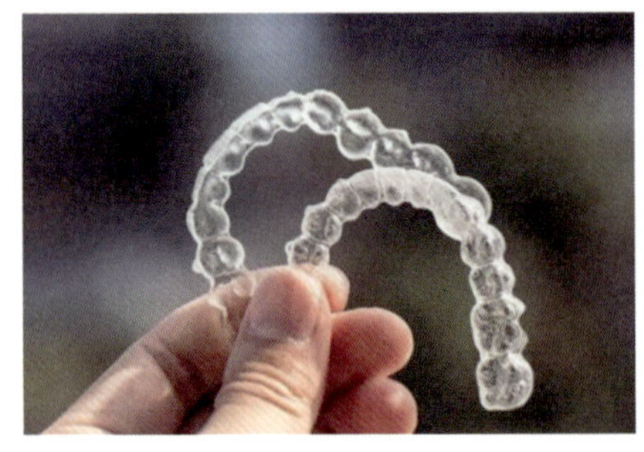

活动矫治器和隐形矫治器分别适合什么样的人群

活动矫治器：主要用于替牙期错殆畸形的矫正，例如，矫正“地包天”和“小下巴”。

口内

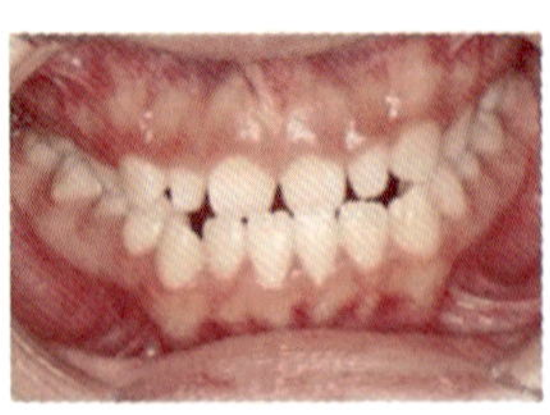
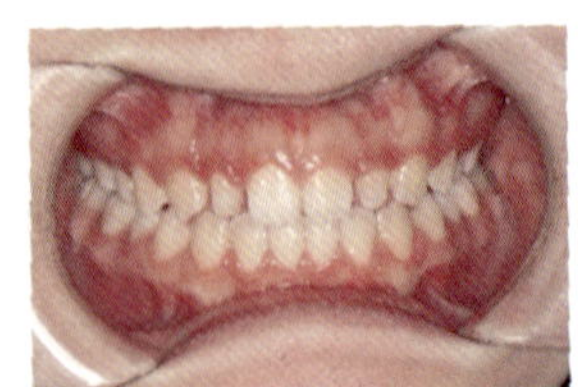

侧面

口外

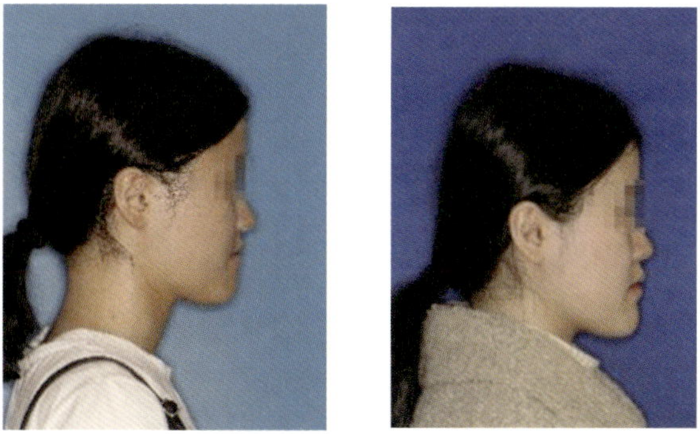

矫治前　矫治后

“地包天”

口内

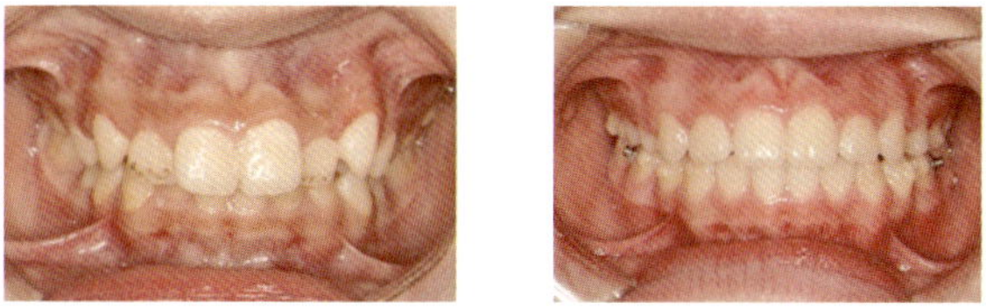

口外

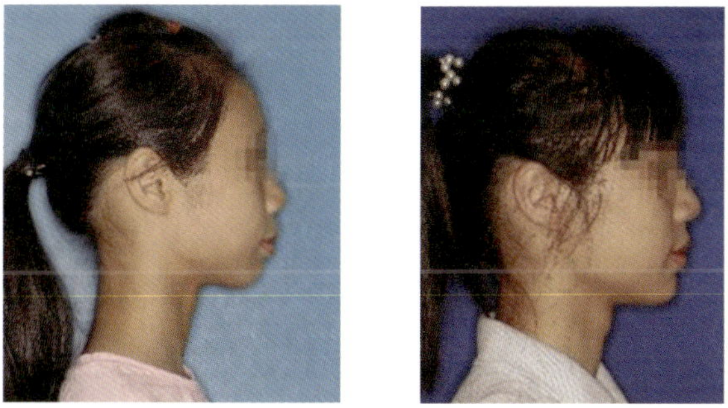

矫治前　矫治后

“小下巴”

隐形矫治器：大部分牙齿畸形的患者都可以选用隐形矫

治器，尤其适用于对矫治器美观较高要求、牙周状况不良或对龋齿有易感性者、牙齿重度磨耗者。

矫正过程中如何正确佩戴活动矫治器和隐形矫治器

活动矫治器：中央螺旋扩大器须结合患者情况决定扩展速度，患者不能自行更改速度和方向。螺旋扩大器的钥匙操作手柄较小，扩弓时应摘下并在口外操作。

隐形矫治器：必须按序号依次佩戴矫治器。每副矫治器佩戴周期为2~3周。为了达到更好地矫治效果，尽可能将上下颌牙齿轻咬在一起，尤其在更换新矫治器的第3~4天，建议利用咬胶或者咬合垫辅助进行咬合。间隔2~3个月定期复诊，改约应获得医生的同意，如有不适，应及时预约复诊。

矫完牙的另一个开始——保持器

戴上牙套1 ~ 2年后，好不容易拆掉牙套获得一副自己满意的牙齿，医生竟然还要自己佩戴一种叫“保持器”的牙套。

很多人感到困惑甚至不耐烦，产生抵抗心理，心想自己的“矫牙之旅”何时是个头？人们这种迫不及待“解放牙齿自由”的心情确实可以理解，医生们也希望自己的患者能获得一口满意的牙齿。但是大家可能不知道，矫牙之后的保持阶段（可以理解为戴用保持器的阶段）是决定最后矫牙效果的一个关键因素，是至关重要、必不可少的。那么接下来就来讲讲保持器。

什么是保持器？为什么要戴保持器？不戴会怎样

保持器是指为了巩固牙颌畸形矫治完成后的疗效，保持牙位于理想的美观及功能位置，在矫治完成后防止错𬌗畸形复发所佩戴的一种装置。

为什么要佩戴保持器呢？给大家举一个简单的例子。

园子里长了一排东倒西歪的小树，这样自然不算美观了，于是园丁们想了一个让小树们变整齐的办法。首先将小树周围的土层浇湿，使得树根周围的土变得松弛，再通过硬木板或者绳子将小树扶正。最后，还需要在树周围设置三角支架固定小树，防止小树在土还没有变干前再次变歪。

那么，这里将小树“扶正”的过程就相当于医生将牙齿矫齐的过程，而最后用于固定小树的三角支架就相当于矫正后的保持器。对接受正畸治疗的患者来说，明白积极佩戴保持器以防止错𬌗复发的重要性显得更加重要。

戴保持器为什么会出现发音不清、恶心等症状

佩戴保持器之初出现发音不清、轻微的恶心等症状是正常的。由于保持器作为口腔内外来物，会影响舌的活动从而影响发音，同时舌头较戴用保持器之前可能处于相对靠后的位置，从而引起轻微的恶心症状。通常这样的症状在1个月内

即可缓解、改善。

怎么戴保持器？佩戴保持器的注意事项有哪些

由于正畸治疗完成后复发趋势可能始终存在，所以一般情况下要求至少保持2年。通常第一年需要全天佩戴保持器，第二年开始根据患者具体情况酌情调整，逐步过渡到夜间戴用。对某些特殊的错殆畸形甚至需要终身佩戴保持器。

除了吃饭、刷牙时需要将保持器摘下，其他时间需保持佩戴，且需注意保持器的清洁度。

佩戴保持器时可按先戴前牙、后戴后牙的顺序进行佩戴，因为前牙具有一定的倾斜度，所以佩戴保持器时前牙部分较后牙部分更难戴入。戴入时，可在戴入前牙部分后按住保持器，再佩戴后牙部分。切忌使用蛮力强行佩戴，以防保持器断裂。

保持器摘下后，可放置在清水中浸泡，或者使用盒子收纳以防止丢失。不可置于热水、酒精中，以防止保持器变形。

保持期间每3～6个月需要到正畸科复诊，检查保持效果以及保持器的贴合情况，前期复诊可稍勤，建议3个月复诊一次。

若发生保持器损坏、丢失或者与牙齿不贴合的情况，需要及时到正畸科重新制作，防止错殆的复发。

常用的保持器有哪些种类？它们之间又有什么不同

保持器有很多种类，包括活动保持器、固定保持器和功能保持器。其中以活动保持器最为常用，而活动保持器中以负压压膜保持器和Hawley保持器应用最为广泛。负压压膜保持器是一种透明保持器，制作简单，由弹性塑料制作而成，它可以覆盖所有的牙齿，防止牙齿重新发生扭转和伸长，适用于大部分的正畸患者。同时负压压膜保持器兼美观性好、舒适感强、对发音影响较小、价格低廉等优点。Hawley保持器又称“哈雷保持器”，由双曲唇弓、磨牙卡环和塑料基托组成。相对于负压压膜保持器，Hawley保持器制作复杂、异物感较强，且美观性较弱，价格也稍高。但它也有自己的独特之处，即允许牙齿生理性的调整，有利于关闭带环间隙、建立更密合更理想的咬合关系，适用于某些特殊类型的错殆患者。两种保持器均可自由摘戴，选用哪种保持器需遵从医嘱，医生会根据每位患者的具体情况为大家选择合适的保持器。

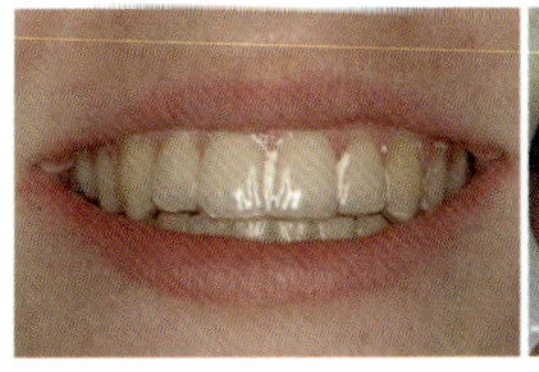

负压压膜保持器

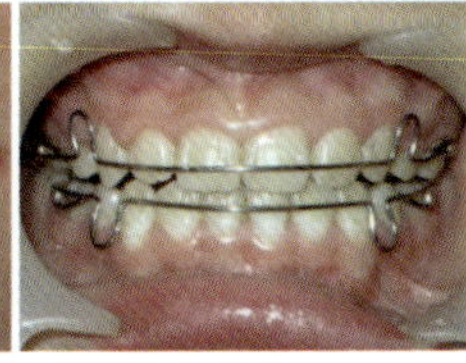

Hawley保持器

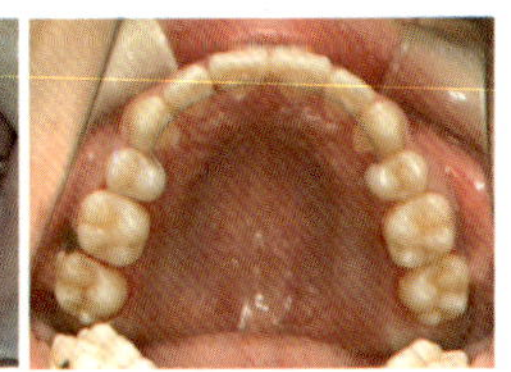

舌侧固定保持器

只要大家遵从医嘱、积极佩戴保持器、定期复诊，就能获得不错的矫治效果。

那些年被口呼吸偷走的颜值

当今人们对颜值越来越重视，家长也越来越关注孩子的颜值发展，有些家长发现：我家宝宝小时候长得特别可爱，怎么长大变得越来越“丑”呢？门牙飘了、没有下巴、嘴巴还闭不上，看着没以前好看了。其实这是口呼吸的不良习惯“偷走”了孩子的颜值。

什么是口呼吸

呼吸贯穿我们生命的始终，我们每天要呼吸17000~30000次，鼻呼吸是人体主要呼吸方式，只有在运动或者紧张等一些特定的情况下会出现一时性的张口呼吸。但当上气道阻塞、鼻呼吸不畅时，这时就会出现代偿性的张口呼吸。

造成上气道堵塞的原因有很多，比如各种鼻炎、鼻窦炎、鼻中隔偏曲、鼻甲肥大等，使鼻腔变窄，影响鼻的自然通气；或是由于先天或后天原因造成鼻孔、鼻腔狭窄、闭锁；位于上呼吸道的腺样体和扁桃体犹如一把双刃剑，它们是重要的免疫组织，可作为呼吸道的防御门户，但若是腺样体和扁桃体长期肿大、未正常萎缩，同样会导致上呼吸道堵塞。以上这些原因易导致出现口呼吸。

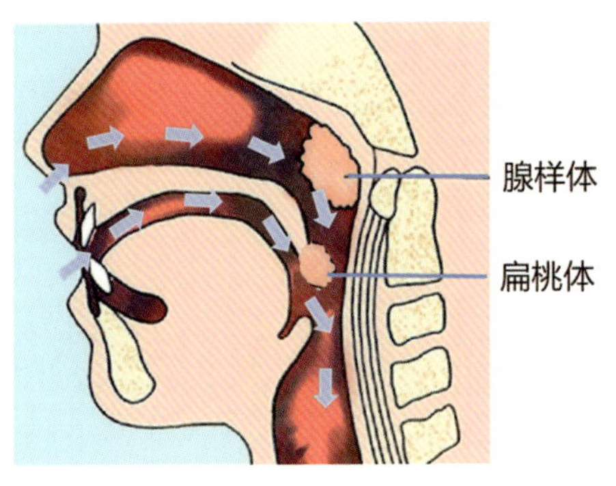

鼻呼吸与口呼吸

口呼吸产生的影响

长期张口呼吸会引起一系列问题。鼻呼吸障碍时，鼻腔缺乏刺激，会影响鼻腔和外鼻的发育。长期口呼吸会影响上颌骨发育，口周肌肉功能降低，导致唇不能自然闭合，上唇外翻，上下唇用力才能闭上。牙弓的内外平衡被破坏，会出现牙弓狭窄、牙齿拥挤、上前牙前突。同时还会影响下颌骨的发育，长期嘴不能闭合，下颌骨处于向后向下的位置，导致下颌骨形态和位置异常，从而出现下巴后缩，长脸面型。

腺样体肥大还是儿童阻塞性睡眠呼吸暂停低通气综合征最常见的病因之一，可能会出现打鼾、睡眠时憋气、多汗、晨起头痛、嗜睡等一系列症状。对于生长发育期的小孩，严重者会影响其生长发育和智力发育，容易出现注意力不集中、精神萎靡、反应迟钝等问题。

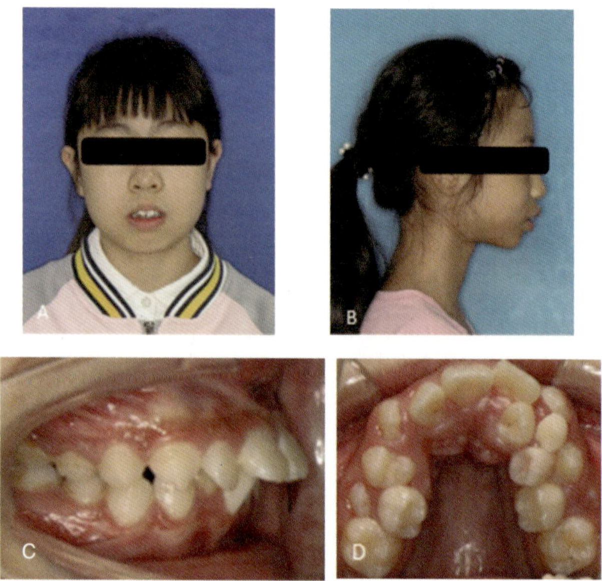

A：唇闭合不全　B：上唇外翻　C：上前牙前突　D：牙弓狭窄

口呼吸引起的牙、牙弓和面部变化

如何判断孩子是否有口呼吸习惯？出现口呼吸如何及时纠正

家长在日常生活中需要多注意小孩的一些习惯，在家也可以观察小孩有没有张口呼吸。当小孩熟睡并仰卧时，观察患儿是否张口；将小孩上下嘴唇轻柔闭拢不留缝隙，观察患儿是否出现因窒息感导致的挣扎或惊醒。

俗话说治病要治本、刨树要刨根，尤其是对处于生长阶段的儿童来说，早发现、早治疗，及时去除病因并纠正张口呼吸习惯是十分重要的。

这些口腔习惯不改掉，会出现哪些问题

吮指、咬唇、吐舌头……这些坏习惯会影响孩子的一生。

在克服不良习惯上，迟做总比不做强。口腔不良习惯是导致错𬌗畸形的重要危险因素，主要是针对儿童而言，在一定间隔时间内有意识或无意识地反复重复一个相同动作并持续。如果口腔不良习惯没有及时纠正，会造成牙齿颌面畸形。以下不良的口腔习惯一定要让孩子们从小避免。

吮指习惯 是强调吮指活动这种习惯在4~6岁以后仍继续存在并具有一定的强度，就会导致明显的错𬌗畸形，如吮拇指时将拇指置于正在萌出的上下颌前牙之间，会造成前牙圆形开𬌗畸形。

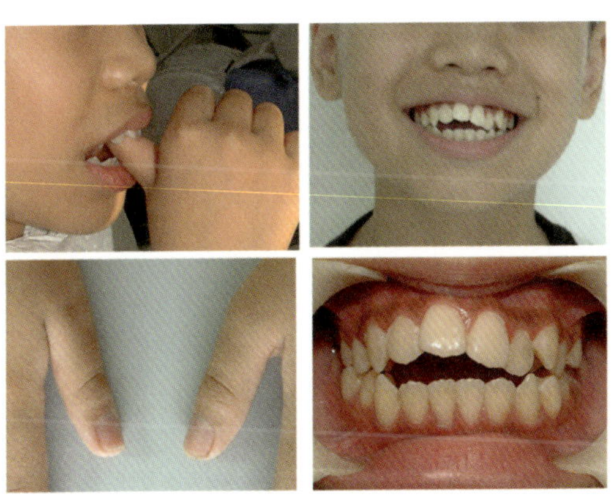

不良舌习惯　是指替牙期儿童的一些不良舌习惯，包括舔牙习惯、吐舌习惯或伸舌习惯等。患儿存在伸舌习惯时，经常将舌尖放置在上下颌前牙之间，使恒牙不能萌至殆平面，形成局部性的梭形开殆间隙。

咬唇习惯　咬下唇习惯形成深覆盖，就是我们说的“龅牙”。咬上唇习惯可形成前牙反殆、上颌前牙的舌倾、下颌骨的前突及近中错殆等畸形，就是我们常说的“地包天”。覆盖下唇习惯是由于口腔不良习惯或其他因素造成严重前牙深覆盖，使下唇在休息位时自然处于上下颌前牙之间，且被上颌前牙所覆盖。

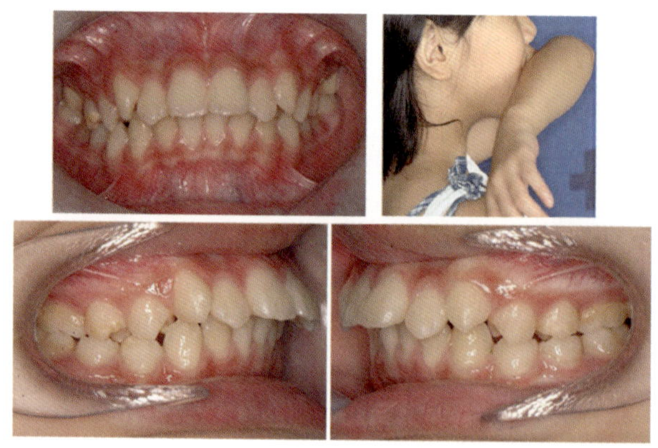

偏侧咀嚼习惯　由于一侧后牙区存在严重龋患牙而不能正常咬合，或是因多颗牙缺失及错殆问题而不存在后牙咬合关系，导致该侧后牙无法行使正常或者应有的咀嚼功能，而只能由健侧牙齿来承担所有的咀嚼功能，久而久之就形成了

偏侧咀嚼习惯，长期偏侧咀嚼习惯会引起颜面部结构的骨性不对称，即“脸歪”。

咬物习惯　多见啃咬铅笔或者指甲，从而导致局部性开𬌗畸形的发生。

睡眠习惯　儿童睡眠时，经常用手、肘或拳头枕在一侧的脸下，有时会用手托着一侧的腮部进行阅读或思考问题，这种不良姿势如果持续、长期发生就可成为不良习惯，阻碍牙颌面的正常生长发育，并可能导致面部结构的不对称。

治疗口腔不良习惯，首要即破除这些不良习惯。同时，预防胜于治疗。如果已经形成畸形，则需要分析病因，选择相应的矫治器解决错𬌗畸形，阻止畸形发展严重。颌面部的正常发育，是面部美观与牙列健康的基础，预防需要医生的指导，更需要家长和孩子共同参与和坚持。

矫牙后的白色东西，有可能成为牙齿之殇

一排整齐、洁白的牙齿，甜美的微笑，是每个人都想拥有的。很多人尤其是年轻女性都愿意选择通过矫牙来让自己变美。矫牙虽然可以让你的牙齿变得整齐漂亮，但是矫牙过程中也会出现一些问题。

在临床工作中，常常有患者问：“医生，请问为什么我

矫牙后牙齿上面出现了很多白白的东西啊，抠也抠不掉，很难看。”其实这个“白白的东西”就是白垩斑。白垩斑是正畸治疗过程中常见的并发症，发病率为50%~80%。

牙齿上为什么会出现白垩斑

白垩斑是由牙釉质中矿化物羟基磷灰石发生溶解、脱矿所导致的。对于普通钢托矫治的患者，钢托周围存在较多的卫生死角，很难清洁干净，长久之后细菌滋生并分泌大量酸性物质，使牙齿中的矿化物发生溶解、脱矿。在正畸过程中，牙与牙之间拉开距离，有缝隙会导致食物嵌塞，不易清除。同时，对于隐形矫治的患者，隐形矫治器造成的封闭环境会使牙齿周围唾液减少，不利于唾液发挥自洁作用，并且使牙齿中的钙、磷含量减少，再矿化能力减弱，因此产生白垩斑。

白垩斑有什么危害

可别小瞧了这些白垩斑，早期白垩斑会影响牙齿美观，随着脱矿的进展，白垩斑会逐渐演变成龋病，唇面与邻面多发，这时牙齿就发生了不可逆的损害，甚至会导致牙髓炎或根尖周炎。因此，临床上对正畸白垩斑的防治提倡早预防、早发现、早治疗。

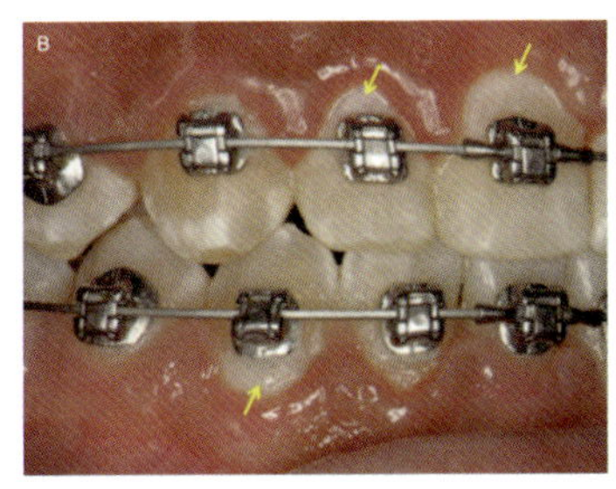

正畸脱矿白垩斑

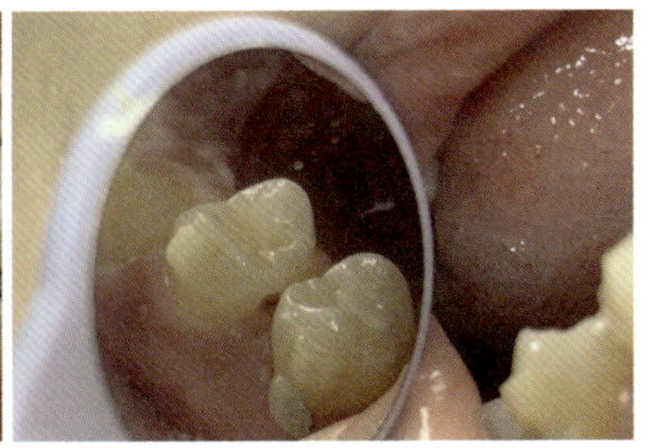

邻面龋

白垩斑的治疗方法

目前临床上有再矿化、漂白、微研磨以及渗透树脂来治疗白垩斑。再矿化治疗是使用含氟产品促进牙齿的再矿化，如氟保护漆，对早期脱矿有明显效果。漂白一般用于牙齿有染色的白垩斑，但是漂白后可能会引起牙齿敏感和降低牙釉质的硬度。微研磨一般用于小范围、深度较浅的白垩斑治疗，若病变深度超过0.2mm时，牙齿可能会出现牙本质敏感症状。相较于微研磨，渗透树脂治疗可以更大程度地改善牙齿外观，且短期内效果稳定，美学效果好。但是，渗透树脂是一项新的技术，在正畸后白垩斑的处理方面缺少足够的临床经验。此外，对于缺损范围较大的白垩斑，可选择树脂或贴面修复。

如何防止白垩斑产生

正畸前，建议至口腔预防科由专业人员进行口腔健康状况的检测和评估，根据评估结果制订早期干预方案。可以由专业人员使用防龋凝胶（高氟型）等方法现场进行干预治疗，达到降低白垩斑发生、预防早期龋坏的目的。再者，可使用3M氟保护漆，有研究称氟保护漆是预防正畸脱矿白垩斑最有效的方法，在正畸托槽下方涂氟保护漆，白垩斑发生率可以降低70%。

正畸过程中，应仔细刷牙，使用牙线、冲牙器，彻底清除牙菌斑，并减少糖类及酸性食品的摄入。同时，使用氟化物促进牙釉质再矿化，常用的居家氟化物有含氟牙膏和含氟漱口水等。含氟牙膏一般在市面上都可买到，含氟漱口水比较少见。一般建议正畸期间每日使用含氟漱口水（含0.02%氟的氟化钠）含漱1分钟，6岁以下儿童不建议使用。使用含氟漱口水不能代替刷牙。此外，食用木糖醇、甘草醇口香糖对预防正畸白垩斑有一定的作用，但不如使用氟化物有效。

综上所述，控制菌斑、局部使用氟化物可以有效预防正畸脱矿白垩斑的产生。在正畸前由专业人员进行口腔健康检查和评估，托槽周围涂氟保护漆；正畸过程中，早晚使用含氟牙膏彻底刷牙，饭后使用牙线和冲牙器，睡前使用含氟漱口水漱口，清理口腔死角；正畸结束后使用低氟产品促进牙釉质的再矿化。对于有正畸脱矿白垩斑的牙齿，可根据严重程度，采用氟保护漆再矿化治疗、渗透树脂、贴面修复。预防白垩斑的产生其实很简单，认真刷牙，使用牙线，定期做口腔检查即可！

第五章

儿童口腔及口腔疾病预防篇

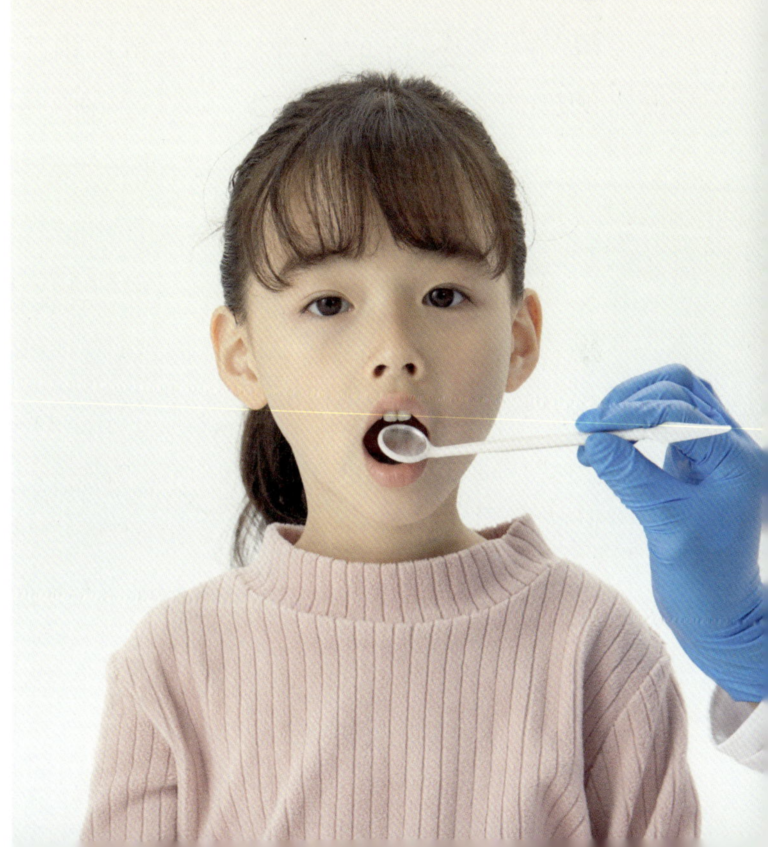

儿童口腔疾病

关于虫牙你不知道的秘密

虫牙是什么

虫牙也就是我们俗称的蛀牙、龋齿，它是发生在正常牙齿表面的一种细菌性疾病，早期可表现出牙齿颜色及质地改变，进而形成龋洞。此过程在恒牙中为半年至1年，而乳牙龋病发生的速度要比恒牙快。

虫牙是怎么引起的

我们人类口腔内有许多细菌，当你口腔发生蛀牙时，口腔内的蛀牙菌成为优势菌，长期存在于口腔中，只要你的口腔中有蛀牙，又没得到有效的治疗，就会慢慢影响其他健康的牙齿。最后发生全口蛀牙，甚至发展成牙髓炎或根尖周炎。

乳牙较恒牙更易患龋，这与乳牙的解剖形态、组织结构等因素有关，另外幼儿咀嚼功能差，喜好流食、半流食，吃甜食居多，而且儿童较难自觉维护口腔卫生，家长往往不够重视。当处于换牙期的小朋友的蛀牙没有得到及时治疗，同样也会影响恒牙，致使恒牙发生龋坏。

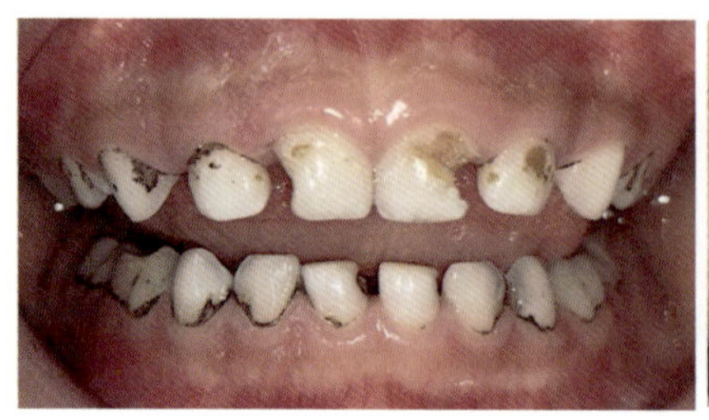
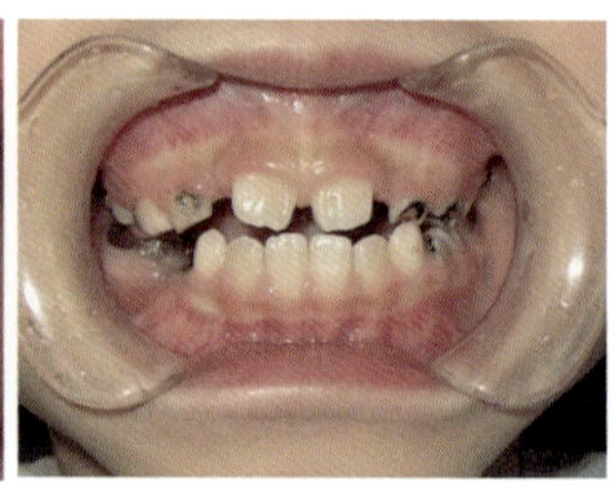

虫牙需不需要治疗

在虫牙早期，小朋友不会感觉疼痛或不适，不少家长认为小朋友的乳牙反正是要换的，不需要做任何处理，任其发展导致许多患儿错过早期最佳治疗时机。等小朋友觉得痛了，甚至是痛得睡不着觉了，才前往医院就诊。这种想法是错误的，乳牙的龋齿必需要治疗。乳牙龋及其继发龋病变造成的后果，有时比恒牙龋更广泛、更严重。

早中期的龋坏是可以通过补牙得到很好地治疗。严重龋坏的乳牙会引起乳牙牙髓炎、根尖周炎，甚至可能影响乳牙继承恒牙牙胚的发育，导致恒牙釉质发育不全、牙列不齐等。而这些因龋坏的乳牙会比正常情况下的乳牙脱落得更早或更晚，导致恒牙的发育异常和萌出异常等。由于龋坏未得到及时治疗而引起疼痛，小朋友就会选择性用另一侧牙齿咀嚼食物，长期的偏侧咀嚼又会导致双侧面部发育不对称，表现出经常咀嚼一侧较另一侧偏大。此外，乳牙龋还会使小朋友的咀嚼功能降低，进而影响消化功能导致生长发育缓慢。蛀牙的存在还会影响口腔的美观和小朋友的发音，最后对心理发育产生不良影响。

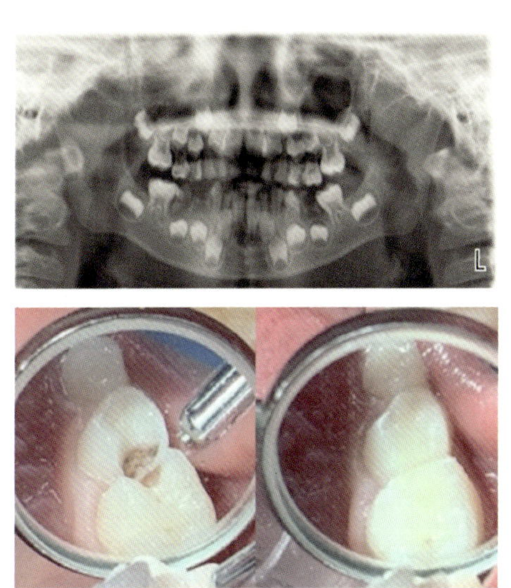

乳牙龋齿治疗前后对比

虫牙如何预防

首先我们应当养成一个良好的口腔卫生习惯，每天早晚两次刷牙，使用正确的刷牙方式如巴氏刷牙法，选择毛刷硬度适中的牙刷及含氟牙膏。其次，定期的口腔检查、涂氟都可以很好地预防龋病。但是做到这些只是维护一口好牙的前提条件，减少糖分的摄入或食用蔗糖替代品如木糖醇也是至关重要的。尤其是6岁以下的小朋友，应当在大人的帮助下完成刷牙，小朋友自己再独立完成一次。同时，尽量减少小朋友的糖分摄入。如果发现牙齿黑不必过于慌张，尽早就医，虫牙就能得到及时的控制和治疗。

不同时期的儿童口腔保健

儿童的生长发育是一个连续变化的过程，需经历胎儿期、婴儿期（0~1岁）、幼儿期（1~3岁）、学龄前期（3~6岁）、学龄期（6~12岁）、青少年期（12~18岁）这6个不同的生长发育阶段。那么在不同的年龄段儿童的认知能力、牙齿、颌骨等在发育上有其各自的特点，因此，针对不同年龄组采取个性化的预防措施对儿童口腔保健是很重要的。

胎儿期　妊娠期是胎儿口腔器官快速发育和形成的时期，在这一时期任何对孕妇健康造成影响的因素都有可能影响将来孩子口腔器官的正常发育，如牙釉质发育不全、牙釉质矿化不良等儿童牙齿发育上的缺陷。因此，在这个时期要关注孕妈妈的饮食、营养、身体健康等状况。同时，妊娠期也是父母开始制订儿童口腔保健计划的最佳时机，对孕妈妈进行口腔健康科普宣教非常重要。

婴儿期（0~1岁）　婴儿约在出生后的第6个月萌出第一颗乳牙，此时家长宜使用氟浓度为500 ~ 1100mg/kg的含氟牙膏为孩子刷牙，每天2次，每次刷牙牙膏使用量为米粒大小（15～20mg），刷牙后使用纱布去除口内余留牙膏。同时，在第一颗牙齿萌出后6~12个月内，家长需带孩子去医院进行第一次口腔检查，请医生帮助判断婴幼儿牙萌出及口颌发育情况，并评估其患龋病的风险。

幼儿期（1~3岁） 开始断夜奶，1岁半到2岁完全断奶，让幼儿循序渐进过渡到膳食中来。1岁时鼓励幼儿使用水杯（或吸管），1岁半脱离奶瓶。根据婴幼儿就诊龋病风险评估结果，自第一颗牙齿萌出起，可由专业人员进行个性化的婴幼儿牙齿局部涂氟预防龋齿。建议患龋中低风险婴幼儿每年使用含氟涂料（氟浓度0.1%~2.26%）2次，龋齿高风险婴幼儿每年涂氟4次。3岁以内的婴幼儿不建议使用含氟泡沫、含氟凝胶和含氟漱口水。

学龄前期（3~6岁） 这个时期是儿童乳牙患龋齿的高峰期，儿童牙弓快速发育，牙齿之间出现间隙，容易因食物嵌塞发生邻面龋。此时家长一定要帮助孩子完成有效刷牙（配合使用牙线），坚持定期口腔健康检查（3~6个月一次）。

学龄期（6~12岁） 这个时期孩子的第一恒磨牙开始萌出，建议为第一恒磨牙进行窝沟封闭预防龋齿，同时注意科学合理摄入零食，尽早改正不良口腔习惯，必要时可佩带矫治器。

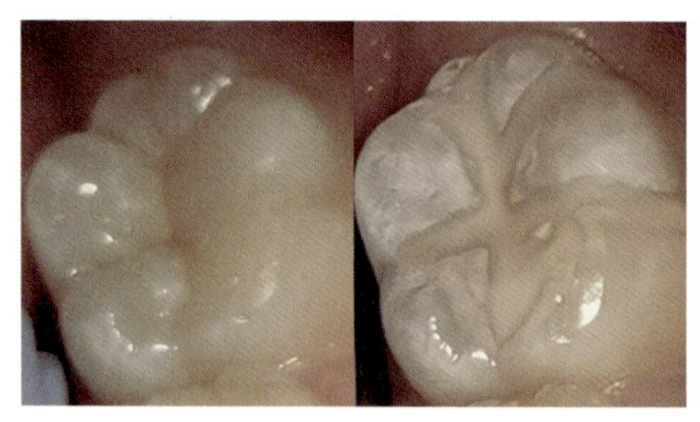

青少年期（12~18岁） 这个年龄组的儿童要继续加强口腔卫生健康指导，科学摄入碳酸饮料、饼干、巧克力等零食，督促青少年养成良好口腔卫生习惯。定期做口腔检查，做到口腔疾病早发现、早预防、早诊治。

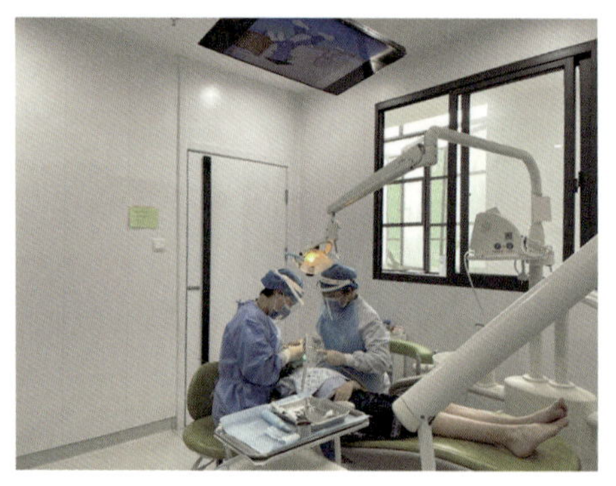

儿童牙齿外伤后的黄金半小时

儿童和青少年群体是朝气蓬勃、活泼好动的，他们的年龄特点和当前复杂的交通环境使得牙外伤事故频频发生。牙外伤类型很多，包括牙震荡、牙齿折断（牙冠、牙根的折断）、牙脱位（牙齿移位、嵌入和完全脱出）。

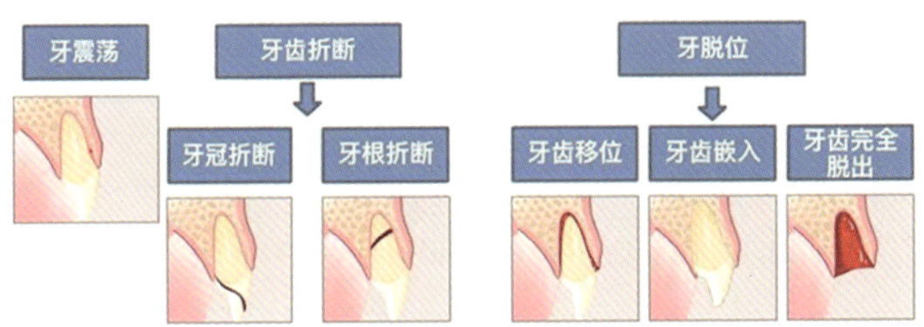

其中情况最复杂的是牙齿脱落，且常伴有其他部位的损伤。这使得很多家长第一时间不知道该如何处理，下面就来讲讲遇到牙齿完全脱出该怎么办。

到达事故现场先冷静 许多家长一听到孩子牙齿受伤后就开始焦虑，这种焦虑会在到达现场，看到出血和脱落牙齿后变得更加明显。这时候请先冷静下来！检查孩子的受伤部位，观察孩子的神情变化，如果发现有耳、鼻出血或精神状态不佳、反应差，则可能伴有脑外伤，需第一时间拨打急救电话，送至综合医院做进一步检查。

在条件许可的情况下找到牙齿妥善保存 如果孩子精神状态还好，在安抚好孩子情绪后，请一起回忆当时撞击地面的时间和地点，并记录下来。找到摔出的牙齿，观察是乳牙还是恒牙。如果家长不清楚，统一按恒牙保存处理。研究发现，脱落的牙齿在空气中干燥30分钟，牙周膜细胞很难存活，再植回牙窝也严重影响了牙齿植回的效果。因此，尽量在“黄金半小时”内为牙齿找到合适的保存液体。但如果已经超出30分钟，也不要放弃，妥善保存牙齿，医生会酌情评估处理。

保存液的获取与选择 口腔不断分泌的唾液就是良好的保存液。如果脱落的牙齿不是很脏，可手持牙冠（牙齿白色的部分），避免触碰牙根，可以尝试将脱落牙放回牙窝里。如果牙齿很脏，可以用流动的凉水轻轻冲洗，千万不能刷洗，清洗之后将牙齿放回牙窝，咬上纱布、手绢或者餐巾来固定。有时因出血严重，或者患儿无法配合把牙立即放回牙窝，就放在装有保存液的容器中。如果牙齿有碎裂，也尽量收集大块的牙体，放入保存液中。

最适合且容易获得的体外保存液是牛奶（冷鲜效果更好），其次是平衡盐溶液、生理盐水或者唾液（吐入容器中），如果上述液体都没有，也可以放入水中，都比暴露在空气或者用干燥物体（纸巾）包裹要好。

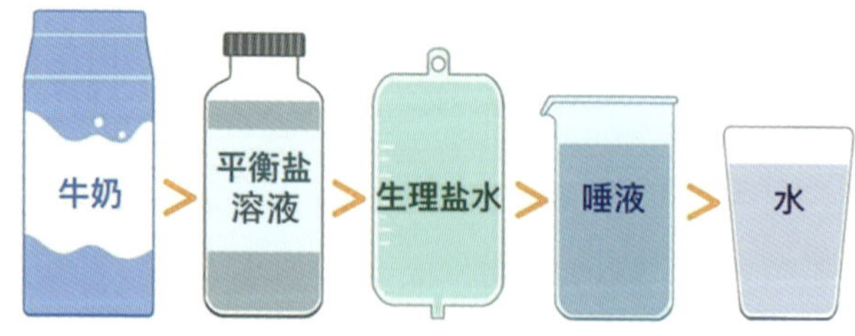

尽快寻找专业的口腔治疗 对于牙齿完全脱出者，如果

能在半小时内放入保存液并及时到医院就诊，就能获得最佳的治疗效果，其他类型的牙外伤也是越早就诊越好。需要提醒的是，任何一种类型的外伤都需要不断地复查，请遵循医嘱时间，按时复查。一旦出现牙外伤并发症请配合医生及时治疗。

帮助儿童和口腔不良习惯说再见

吃手指，宝宝看起来萌萌哒；吐舌头、咬嘴唇、宝宝做鬼脸；睡觉时，口呼吸打呼噜，宝宝睡得可香了……

以上行为都萌化了妈妈的心。可是，这些行为习惯正一步步影响宝宝的颜值。正如有些妈妈说的，我宝宝小时候好可爱，怎么长大后越变越丑了？

那么，常见的口腔不良习惯有哪些？该如何预防呢？

吮指　吮指多数情况是吮拇指或食指，如果这种行为习惯持续到3岁以后，会出现牙列或者骨的改变，手指含在上下牙齿之间，导致牙齿受力，形成上前牙前突，局部开颌。有些儿童长期吮吸手指，导致手指变形。

这可能和心理因素有关，应进行心理疏导，指导其自行改正不良习惯。

吐舌　吐舌多发生在换牙的时候，因为口腔内牙齿松动，儿童常用舌尖去舔，久而久之就形成了吐舌习惯。由于患儿经常将舌尖伸在上下颌牙齿之间，形成开颌，导致上下颌牙齿无接触，对发音也会造成影响。

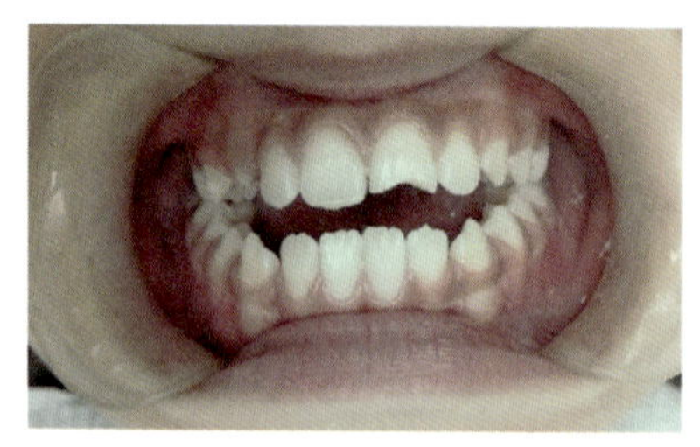
长期吐舌，造成开颌

吐舌习惯如果发现得早，可以通过舌功能训练进行干预，避免形成开颌。如果已经形成了开颌，则需要正畸治疗纠正牙列开颌。

咬唇　咬唇多发生在6~15岁，以咬下唇多见，长期咬下唇，妨碍下颌牙及下颌向前发育，导致下前牙出现拥挤，上颌前牙前突，下颌后缩等问题。

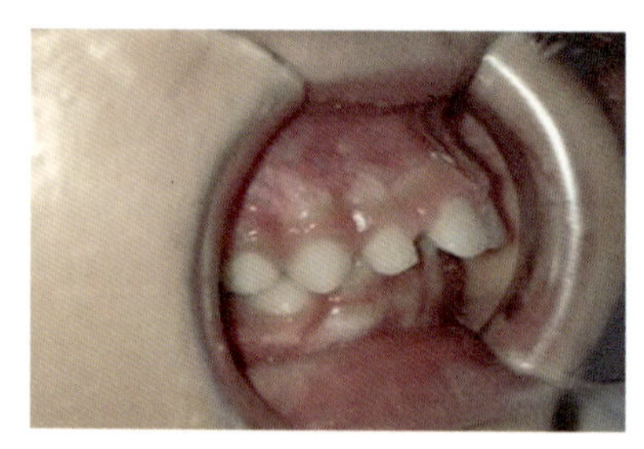
长期咬下唇，导致上前牙前突

咬唇也与心理因素有关，因进行心理疏导。若因为咬唇已经造成了牙列及颌面部形态的改变，需要到正规医院进行咨询及干预。

口呼吸　口呼吸常由过敏性鼻炎、鼻咽结构异常或感冒等原因引起，由于张口呼吸破坏了口腔、鼻腔气压的正常平衡，致使鼻腔不能向下扩展，造成腭盖高拱，影响了口腔颌鼻腔的正常发育。临床表现主要有唇外翻、上前牙前突、开唇露齿、牙弓狭窄等。

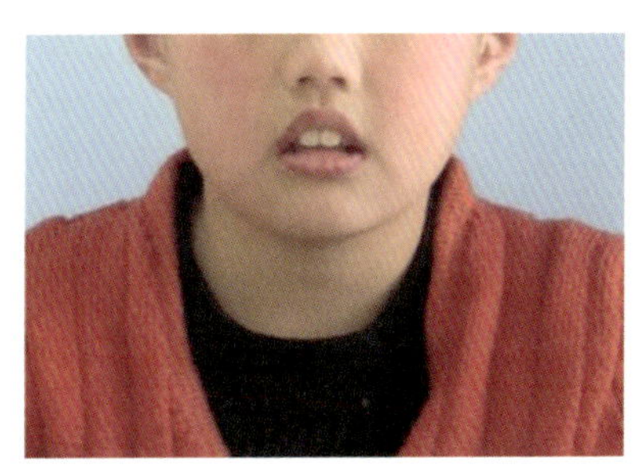
口呼吸面容

首先对口呼吸的小朋友要去除诱因，治疗鼻呼吸道疾病及扁桃体炎症；其次教育孩子用鼻腔呼吸，不断交替进行唇肌训练（主动闭唇）来恢复正常的唇肌张力；还可以通过肌功能矫正器进行干预。

偏侧咀嚼　偏侧咀嚼往往是由于牙弓一侧严重的龋病、多数牙列缺失导致儿童只能使用另一侧吃东西，有时候会形成“大小脸”。

要纠正这一毛病，必须去除病因，治疗龋齿，及时修复缺损的牙齿。要有意识地坚持用不常用一侧的牙齿咀嚼食物，使得两侧牙齿得以均衡发展。

夜磨牙　约有15%的儿童及青少年有一定程度的夜磨牙，可以运用殆垫、修复和正畸等治疗手段减轻或消除磨牙症。改善睡眠姿势，特别是注意避免俯卧位、颌侧卧位等睡姿，对于夜磨牙症状等改善有显著作用。

口腔疾病预防

别让你的牙齿“丢盔卸甲”

现在越来越多的孩子牙齿表面不是那么光滑，有的凹凸不平，有的颜色不均匀，黄白相间，特别是做了牙齿矫正的孩子更加常见，这主要是因为口腔卫生不良引起的牙齿釉质脱矿。在了解牙釉质脱矿是怎么回事前首先我们来认识下牙齿结构吧。

牙齿的结构

我们的牙齿主要分为牙冠、牙颈和牙根，而牙冠又由牙釉质、牙本质和牙髓组成。其中牙釉质位于牙冠的最表面，是一层坚硬、白色透明的组织，它保护着牙齿内部的牙本质和牙髓组织，可以说是我们牙齿最坚硬的盔甲。

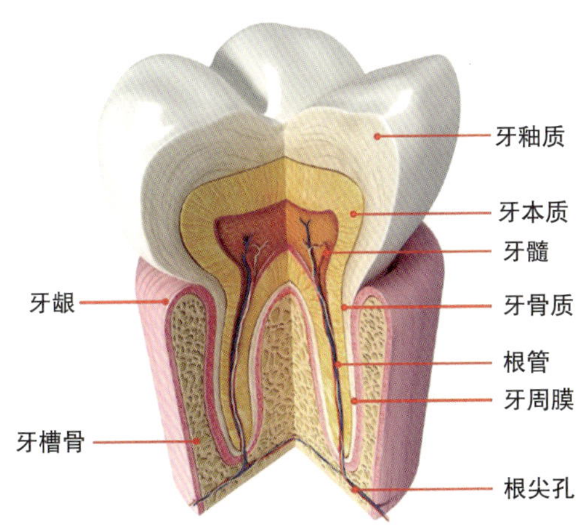

什么是牙釉质脱矿

牙釉质脱矿是牙釉质结构遭到破坏，导致矿化程度降低，硬度降低。牙釉质脱矿通常表现为牙齿表面的白垩色小斑点或小斑块，牙面光泽度降低，与周围界限比较清楚。本质上，牙釉质脱矿就是釉质的早期龋，最常见于矫正治疗后的牙面，好发于牙龈缘部位和正畸托槽龈方及托槽周围，最终进展为蛀牙。

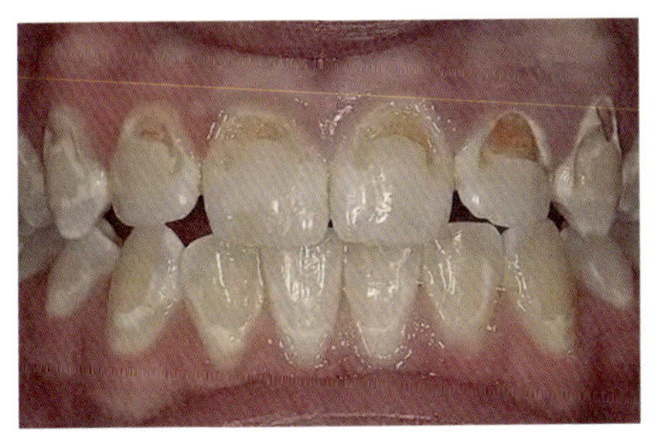

如何预防牙釉质脱矿

口腔卫生

刷牙　刷牙是最基础的预防牙釉质脱矿的方法，它能及时清除牙齿表面和牙齿缝隙处的食物残渣，避免食物残渣滋生细菌腐蚀牙齿，在一定程度上预防龋齿的发生和减少牙结石的形成。有调查显示，超过90%的国人采用横向刷牙的错误刷牙方法。仅仅使用横刷牙的方法，很难刷到牙齿间的缝隙，达不到彻底清洁的作用，还容易造成牙齿不可逆的损伤。

成年人的刷牙方法推荐使用水平颤动拂刷法，又称改良巴氏刷牙法。只有掌握正确有效的刷牙方法才能彻底清洁牙齿且不会对牙齿造成损伤。每天刷牙至少2~3次，每次3~5分钟。需要注意的是，刷牙方法比牙刷或牙膏的选择更重要。

漱口　进食后，食物残渣停留时间过长，在细菌的作用下发酵，刺激牙龈发炎，形成口臭。食物发酵后产生酸性物质可造成釉质脱矿，形成蛀牙。

进食后若能及时漱口可在一定程度上减少口腔内细菌数量，可使用清洁水或淡盐水。不建议长期使用药物漱口水。

饮食习惯

减少碳酸饮料的摄入　碳酸饮料我们俗称“汽水”，是二氧化碳+水+糖制成的饮料，一般都呈酸性（pH<7.0），容易直接腐蚀破坏牙齿表面，导致釉质脱矿，引发龋病。因

此建议减少碳酸饮料的摄入，避免对牙齿造成危害。

减少游离糖的摄入　游离糖是添加到食品和饮料中的单糖（果糖、葡萄糖）、双糖（麦芽糖、蔗糖或砂糖）以及天然存在于蜂蜜、果汁、果浆中的糖分。建议每人每天游离糖摄入量不超过50g，最好低于25g。因为过多的摄入游离糖容易导致龋齿、2型糖尿病、肥胖、心血管疾病、微量元素缺乏等危害发生。

建议食用非游离糖（内源糖），如新鲜水果（非果汁类）、蔬菜，因为果蔬中的内源糖由植物细胞壁包裹，消化更为缓慢，进入血液所需要时间更长，无证据显示对人体有害。

临床预防

洁牙　定期洁牙可彻底清除牙齿上的菌斑和牙结石，避免对牙齿造成破坏。预防牙釉质脱矿，也可让牙周组织保持健康，预防牙周病。建议每年进行1~2次洁牙。

氟化物的应用　氟化物能降低牙釉质溶解度，促进再矿化，增强牙釉质的抗脱矿能力，局部使用有显著的防龋能力。临床上使用氟化物如含氟涂料、含氟凝胶和含氟泡沫等仅供专业人员使用，能较持久的存在于牙面。日常生活中推荐使用含氟牙膏。

渗透树脂　如果已经出现釉质脱矿，可使用渗透树脂修复。渗透树脂可永久性地堵塞表层的微孔和龋洞，可阻止龋病的进展，降低再次龋坏的风险，推迟治疗的时间，而且没有术后敏感和牙髓炎的风险，可以降低牙龈炎和牙周炎的风险，对于牙面脱矿（如正畸后的白垩斑块），可提高美观效果。渗透树脂一般容易被大众接受，不需要多次复诊、不用麻醉和机械磨除，没有X线阻射，治疗的效果可通过将来的复查来追踪。

牙线成就你的高品位人生

“牙线是什么？”“牙线很难用！”这是很多患者经常咨询与抱怨的问题。其实，牙线并不是什么新鲜事物，更不是什么高端器械，在普通的超市一般都能买到，它是人们用来清洁牙齿、预防口腔疾病的一件神器。

关注口腔健康的人应该都知道，牙菌斑是诸多常见口腔疾病的元凶，比如龋病、牙龈炎、牙周炎等，这些疾病的发生都和牙菌斑有着千丝万缕的联系。因此，清除口腔内牙菌斑是预防口腔疾病的关键。

如何有效地清除口腔内的牙菌斑呢

我们都知道，刷牙、洁牙都是清洁口腔的有效途径，但很多时候刷牙只能去除牙齿表面的菌斑，牙缝之间、龈沟内的牙菌斑往往得不到较好的清除，这个时候，牙线就可派上用场了！

如何正确使用牙线

首先，截取约45cm长的牙线（约与手臂同长）。将牙线的一端缠绕在一手的中指的第二指节两三圈，固定牙线。然后在距离约25cm的地方，缠绕另一手的第二指节两三圈，将牙线带进牙缝，沿牙齿滑进牙齿与牙龈交接的缝内，遇到阻力自然停止，做上下刮动牙齿的运动。刮完一个牙面后，再刮同一牙缝的另一个牙面。在刮牙面时，要绷紧牙齿的面，略呈C形，使牙线的接触面积能涵盖整个邻接面。

刚开始用牙线时，往往有很多人不适应，常常遇到困难就放弃使用。其实，使用牙线只是一个习惯和熟练的过程，只要多加练习，很快就能适应并运用自如。事实上，每款牙线的说明书上都会有很详细的使用介绍，只要按照说明使用，都能达到很好的清洁效果。

通俗来说，口腔清洁其实和家里搞卫生一样，如果把口腔当成家，刷牙就是我们每天在家的清洁工作，而洁牙则是我们每年的家庭大扫除，把长年累月积累的一些污垢一次性清除。平时的保养做得好，口腔疾病自然就少上门，可以

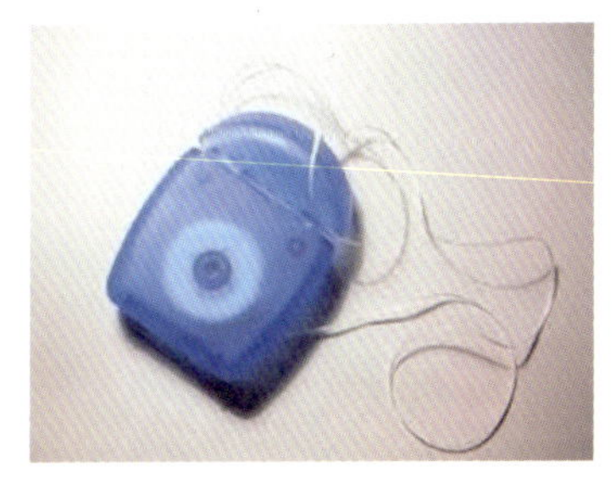

说，牙线让您的口腔清洁更上一个层次，让您拥有一个更加高品位的人生！

如何预防牙松动

牙齿是被牙齿周围的骨头即牙槽骨包绕，当牙齿松动时意味着牙槽骨已经在吸收。牙齿松动甚至牙齿脱落是牙周病的临床表现，牙周病的其他临床表现为牙龈退缩、牙龈出血等，引起牙周病的原因是牙菌斑。

预防牙松动因从病因入手，控制牙菌斑。

牙菌斑是造成牙齿松动的主要原因，然而在清除牙菌斑几小时后菌斑又会重新形成。因此，我们必须做到每天有效去除菌斑。对于已患有牙齿松动的患者，建议前往医院进行早治疗，预防剩余其他牙齿的松动。

刷牙　目前最有效去除菌斑的方法是刷牙。刷牙适用于所有人群，通常建议每天早晚刷牙，刷牙时间为3~5分钟，与刷牙时间和次数相比，更要求有效刷牙。成年人一般使用水平颤动刷牙法。

有效的刷牙能清除大部分牙面上的菌斑，但难以清除牙缝之间的菌斑。因此，我们还需要使用一些牙间隙的清洁工具如牙线、牙间隙刷等。

使用牙线　牙线不宜过粗或太细，使用牙线之前，应首先去除牙结石（可前往正规医疗机构进行洁牙）。

现在市面上常用的是带手柄的牙线，使用更加便捷。使用方法是将牙线轻柔地滑入牙缝，紧贴一侧牙齿邻面，向上拉动牙线清洁牙齿，再换到对侧牙齿邻面进行同样的操作。按照一定的顺序，将全口牙缝中的菌斑清除。

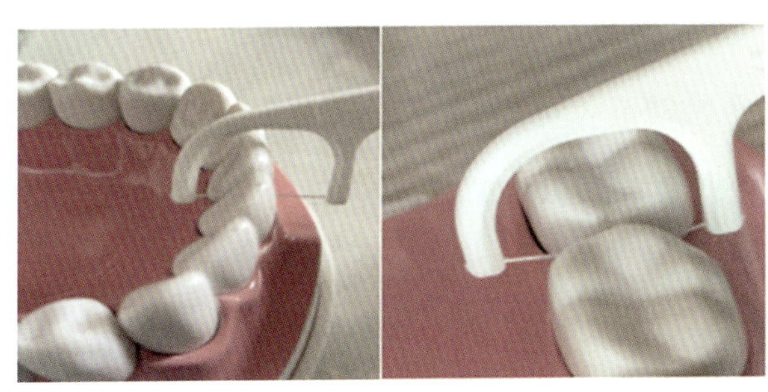

牙线的使用方法示意图

使用牙签　适用于牙龈萎缩或牙周的治疗后牙缝增大的患者。使用方法是轻柔地将以牙签45°进入牙齿间的缝隙，清除嵌塞的食物。需要注意的是，牙龈无退缩的患者，切勿使用牙签；使用牙签避免损伤牙龈。

使用牙间隙刷　牙间隙刷适用于牙龈退缩、牙间隙较大的患者。注意牙间隙刷有不同大小型号，选择适合自身情况的牙间隙刷。

使用电动冲牙器　电动冲牙器已逐渐进入大众的视野，但不可代替刷牙，对牙缝隙较大以及正畸患者的弓丝等情况适用，可帮助清理牙缝中的菌斑。

提高自身抵抗力　全身疾病也影响着牙松动，同时，牙齿松动也会加速全身疾病的恶化。已经证实的有糖尿病会加速牙周病中牙齿的松动，牙周病也会加剧糖尿病病情的恶化。因此，我们要提高自身抵抗力，积极地治疗全身性疾病。另外，预防牙松动还应戒除吸烟、咀嚼槟榔等口腔不良习惯。

牙齿松动是牙周病的临床表现之一，所有牙周病在正规医疗机构接受系统治疗后都应进行终生的牙周维护。若有牙齿松动，应到正规医疗机构尽早就诊，让牙齿牢固起来。

一口黄牙太难看，教你美白小妙招

上大学的小敏个子高挑，眉眼如画，楚楚可人，但是由于牙齿偏黄，使得她不敢露出自信的笑容。牙齿黄的问题一直困扰着小敏，看到电视中有介绍美白牙齿的牙膏广告，使用后却并没有改变。该怎么办呢?

专业的牙医告诉她，大部分黄牙是健康的，是由牙齿的结构造成的，只有少部分由其他因素造成，如氟斑牙、四环素牙、牙釉质发育不良。

正常牙齿硬组织由三部分组成：牙釉质、牙本质和牙骨质。牙齿的颜色是由牙釉质和牙本质决定的，内层的牙本质本身是淡黄色的，外层的牙釉质是半透明的。所以，正常情况下我们所有人的牙齿都是淡黄色的。

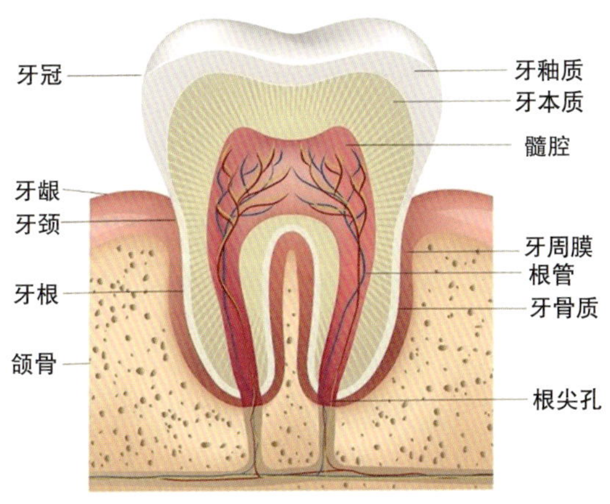

牙齿黄的主要原因

牙釉质矿化程度高　外层的牙釉质发育越好，矿化程度越高，透明度也就越高，牙本质的颜色就更明显，牙齿就容易显黄。

如果不考虑疾病的因素，矿化程度越高的牙齿，理论上会更加坚固，但看上去也就会越黄。这就是为什么小朋友的乳牙看上去会更白，因为乳牙牙釉质的矿化比较差。

外源性着色　由吸烟、喝茶、喝咖啡等引起的牙黄，主要是食物、饮料的色素附着在牙齿表面和牙菌斑、牙结石一起给牙齿“穿了”有色外衣。

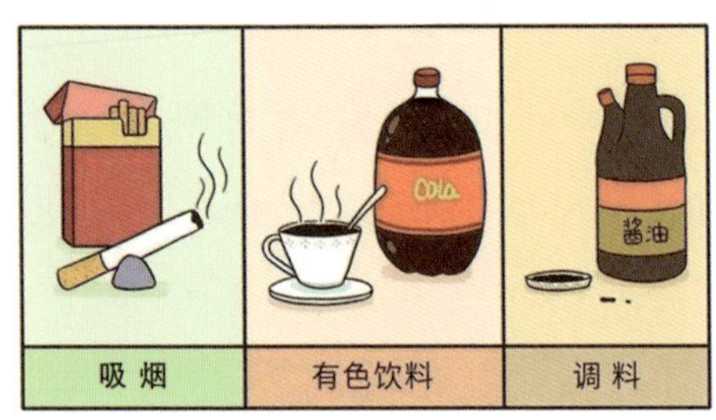

内源性着色　有的牙黄是先天的或者由后天病变导致的，色素不在牙齿表面而在牙齿内部，比如氟斑牙、四环素牙。前者是因为发育阶段接触高氟饮用水、慢性氟中毒；而后者是因为在发育的阶段服用四环素类药物。

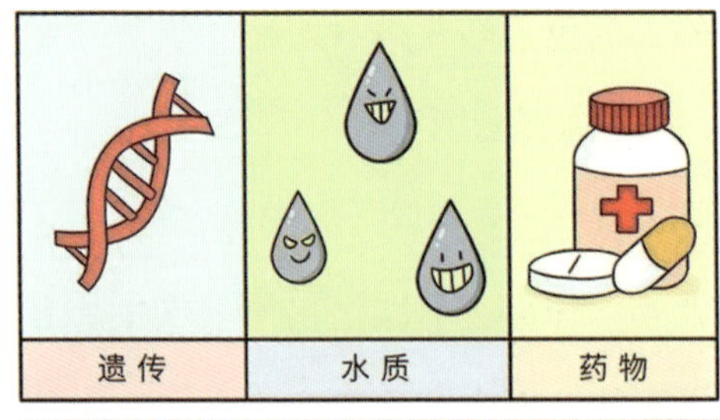

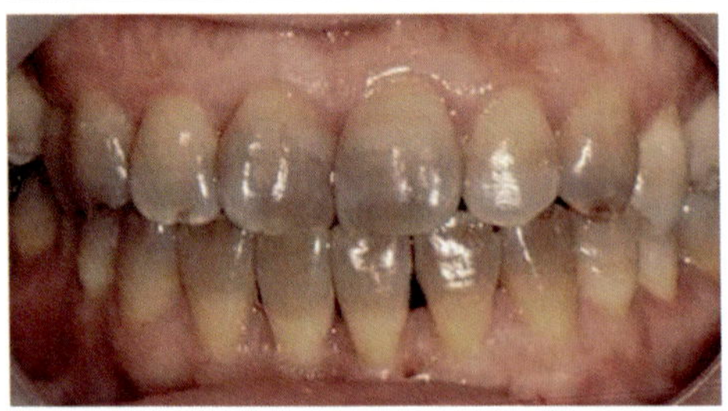

牙体疾病导致着色　蛀牙、牙齿坏死或者根管治疗等导致的牙齿变色。

牙齿美白前的准备

针对不同的原因，处理方法当然有差异。建议大家在决定做牙齿美白之前先咨询牙医，这对牙齿和牙龈才是最安全的。看牙医有两方面的目的：一是进行全面的口腔检查，明确牙齿变色的原因，制订方案，并排除其他的口腔疾病；二是做一些准备工作，医生通过口腔卫生指导让患者养成良好的口腔卫生环境，通过牙周治疗控制牙周的炎症，治疗龋齿、隐裂牙、牙齿敏感，对原有不良的充填体进行处理等。

牙齿美白的方法

外源性着色导致的牙齿变黄，通过定期超声洗牙、喷砂洁牙，会让外表的色素问题得到解决。当然还要配合上正确的刷牙方法，才可以得到明显改善。

超声洗牙、喷砂洁牙可以把附着在牙齿硬组织表面的色素去掉，到时候牙齿就会恢复比较光洁和亮白的外观。洗牙不是一劳永逸的，因为被清洁后的牙齿，还会再次附着色素，因此洗牙应该半年到1年进行一次，洗完牙还要进行局部的一些处理，包括抛光、喷砂等等，这样会避免色素快速地再次附着。

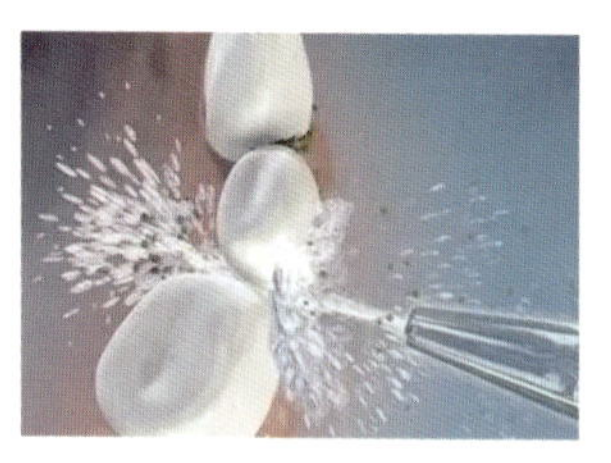

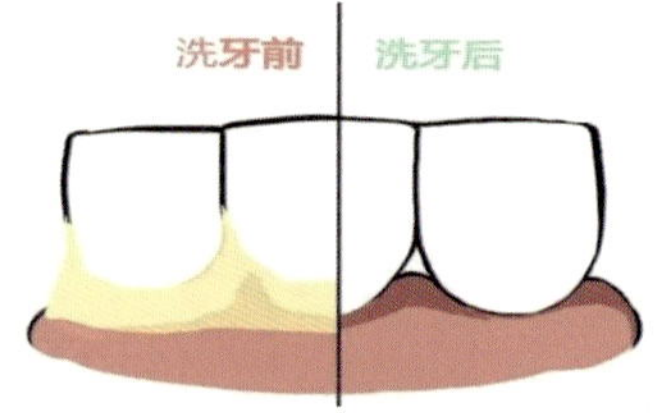

内源性着色导致的牙齿变黄，主要可以采取牙漂白、树脂修复、瓷贴面以及全冠修复这些方式来进行治疗，改变牙齿表面的颜色，主要是把里头已经变色的地方遮起来。

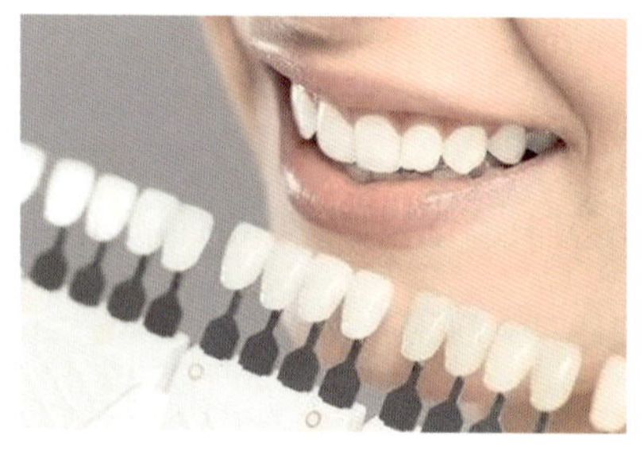

冷光美白　由医生在诊室亲自为患者进行美白操作，在短时间内，将少量可控制的氧化剂，置于牙冠处进行漂白，同时辅助使用激光、红外线、蓝光（冷光）照射从而增加脱色效果。低温冷光避免了治疗过程中对牙神经的刺激。

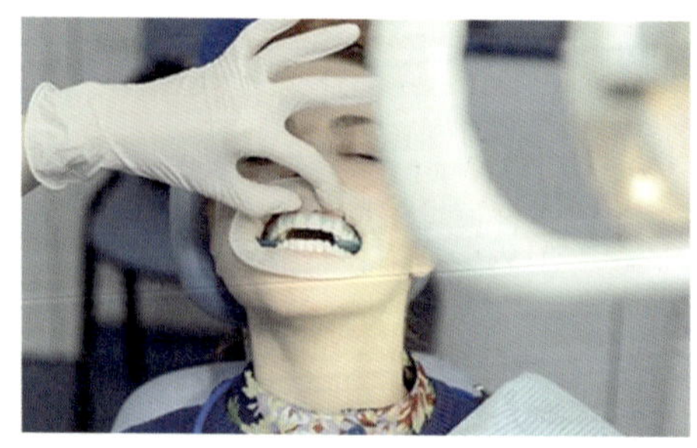

冷光美白效果还是比较显著的，可在短短1小时内将牙齿美白度提高6~8个色阶。此外，牙医可以随时处理治疗中可能出现的任何牙齿敏感或其他问题。

值得注意的是，美白效果在一年之后会渐渐消失，那时候就需要再次做美白。

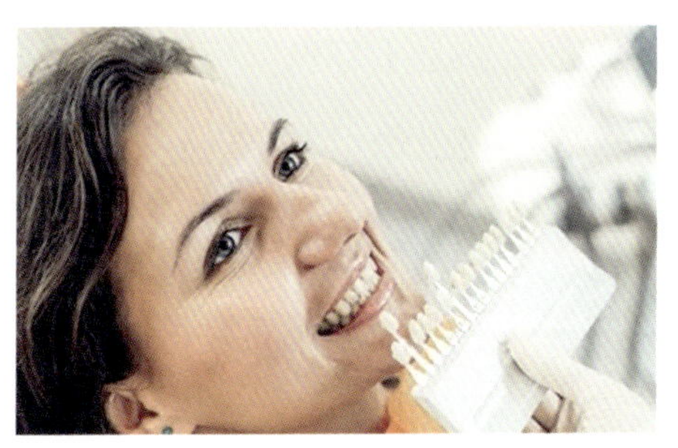

家庭漂白　为了达到最佳效果，医生通常会根据你的牙齿为你定制美白托盘，患者可以自行在家中将药物挤入托盘内，再带入口腔内进行美白，治疗3~5周即可取得满意的效果。由于齿模几乎与牙齿外表形状一致，所以药物几乎可以分布牙齿表面。

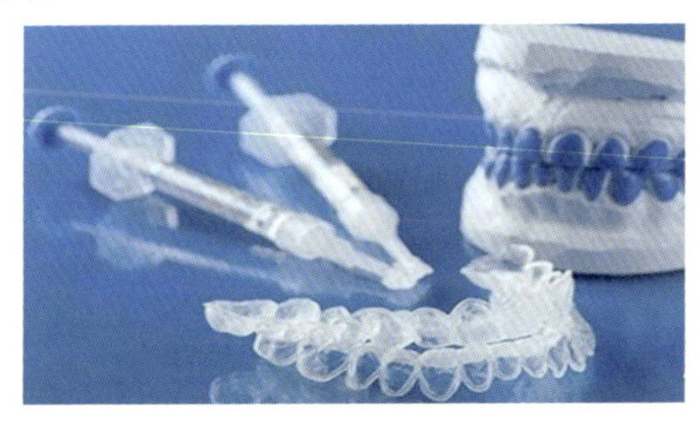

美白托盘套装　非处为美白托盘因为不是个性化定制，所以不能精确地与牙齿贴合，容易导致漂白剂的泄漏和牙龈

的刺激敏感。医生建议患者使用在诊所定制的美白托盘套装，这样会极大减少漂白剂泄漏对牙龈的刺激，而且它们含有较高比例的漂白剂浓度，牙齿的美白效果更好。

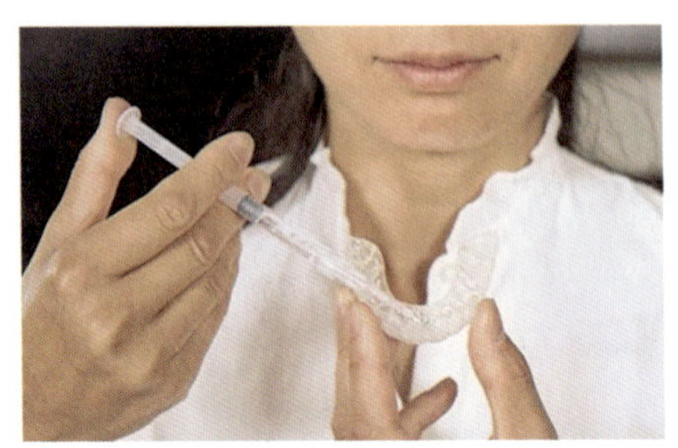

美白牙膏　美白牙膏中也添加了漂白药物，具有美白作用，但由于漂白药物浓度低，且与牙齿接触的时间短，所以期待短期内达到美白的效果很困难。但可将其作为家庭漂白与诊室漂白的辅助手段，巩固临床治疗，帮助去除牙齿表面的污渍。

美白牙膏对去除牙齿深层污渍没有帮助，大多数美白牙膏只能使牙齿变浅一个色度。

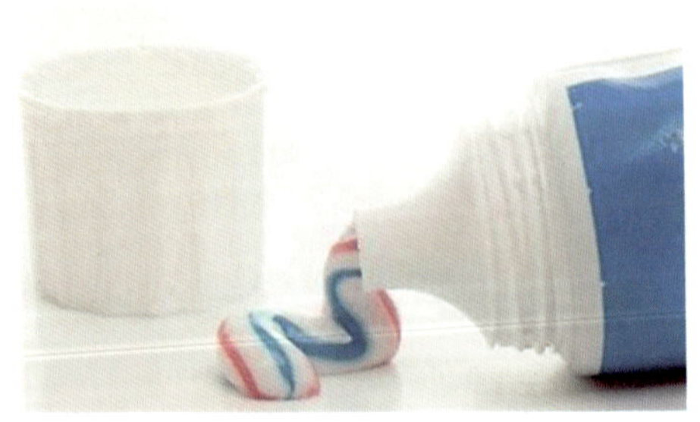

全瓷牙冠或贴面美白　一些非常顽固的氟斑牙、牙髓坏

死之后的牙齿严重变色，本身就存在牙齿缺损的情况，美白也效果不大，在这些牙齿外面做上全瓷的牙冠或者瓷贴面，彻底把原本牙冠的颜色遮盖起来。不过，在治疗过程中，需要磨除一部分天然的牙体组织，某种意义上说是“伤”牙齿的。

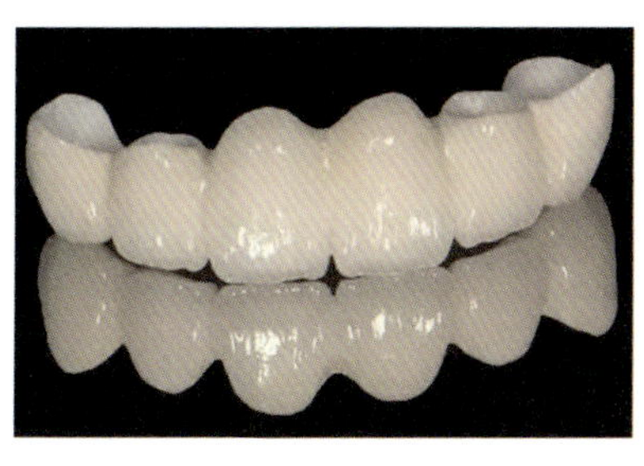

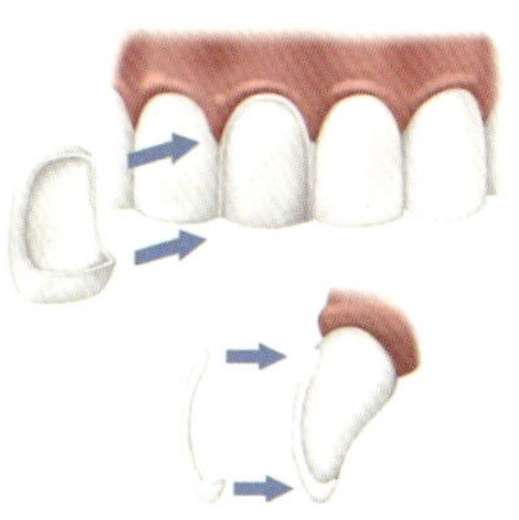

牙齿美白的注意事项

牙齿美白对大多数人来说是安全的。最佳人选是那些牙齿只有轻度到中度变色的人群。发黄的牙齿通常美白效果比较好，然而棕色的牙齿可能就不适合。

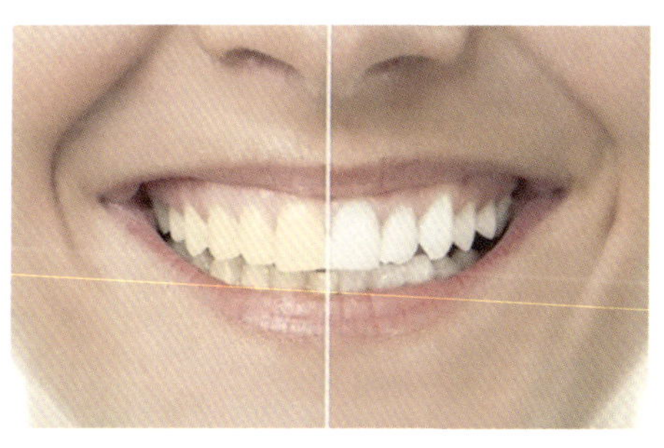

对于氟斑牙或四环素牙，或因牙体疾病而变色的牙齿可能不适合通过漂白来改变颜色。

对于存在牙齿敏感或牙齿磨耗、患有磨牙症或者颞下颌关节疾病等情况，如果盲目进行牙齿美白，可能会使状况变得更糟。

不推荐在儿童青少年时期、孕期以及哺乳期进行牙齿美白，严重的牙周病患者不适合做牙齿美白。

考虑做牙齿美白一定要先咨询牙医，无论是打算接受专业的美白治疗还是想尝试非处方产品，牙医都会根据牙齿及牙龈的健康状况，建议最适合的方式。

由牙医进行的牙齿美白将在最短的时间内获得最佳效果，但花费不菲。非处方产品将会是一个适度的改善，过程时间比较久，但价格会便宜很多。

无论选择什么样的美白治疗，美白效果一定会随时间增加而递减。一般来说，食物、饮料、吸烟和药物等都会使牙齿重新变色。良好的口腔卫生和饮食习惯、定期的洁治抛光、定期的巩固诊疗，也能帮助延长或加强美白效果。

维护准妈妈口腔健康的法宝

孕妇口腔健康与宝宝健康息息相关

妊娠的时候，都称准妈妈为“特级保护动物”，因为有一个小生命正在她的体内经历一个非常关键的时期，孕妇的全身健康和营养状况会对胎儿产生影响。然而，绝大多数育龄女性在备孕和怀孕过程中往往容易忽视口腔健康。

口腔健康是全身健康的重要组成部分，孕妇的一些口腔问题不但会影响其自身健康，也与胎儿的健康息息相关。患牙周炎的孕妇，会增加早产的风险；深龋、牙髓炎、根尖周炎、智齿冠周炎等诸多口腔常见疾病所伴随的疼痛和咀嚼功能受限，也会影响孕妇的进食和情绪，进而影响孕妇和胎儿的营养摄入。

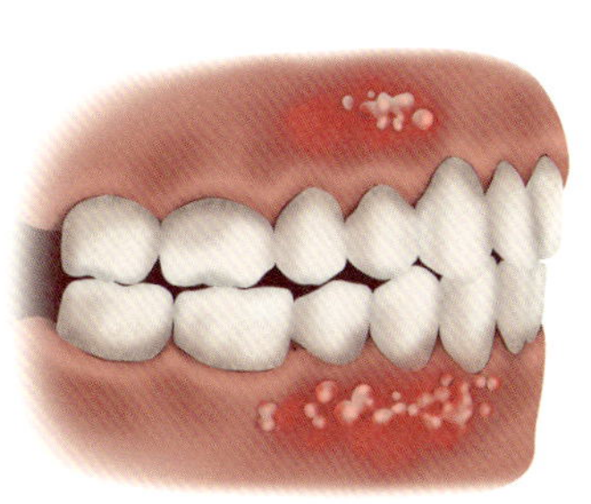
妊娠期牙龈瘤

孕前口腔检查为生育健康宝宝保驾护航

宝宝健康地出生、长大是每个家庭的期望，那么准妈妈从妊娠前开始，认真充分做好准备，才能为未来宝宝的健康保驾护航，以最完美的状态迎接新生命的到来。千万不要存有侥幸心理，备孕阶段必须要做一次全面的口腔检查，由专业的口腔医生根据检查结果提供有针对性的口腔保健指导，并制订相应的口腔保健计划。

只要认真做好孕前口腔检查，并按专业口腔医生的建议接受相应的口腔治疗，就可有效地减少甚至避免在妊娠期罹患口腔疾病。做好怀孕前的口腔保健工作，有利于准妈妈和宝宝的全身健康和口腔健康。

维护准妈妈口腔健康的妙招

准妈妈应该格外注意口腔卫生，那么该如何进行孕期日常的口腔卫生维护呢?

最核心的还是每天早晚两次的有效刷牙，手动牙刷或电动牙刷都可以。如果刷牙时容易恶心，可试试用刷头更小的牙刷。如果确实感觉牙龈比原来更加脆弱、更容易出血，一定要及时看口腔医生。除了刷牙，还要坚持餐后使用牙线，因为只有这样才能有效清除牙缝间的食物残渣。

妊娠期间也是可以用含氟牙膏的。含氟牙膏可以有效地预防龋病，只要正确漱口，含氟牙膏对孕妇和胎儿都是安全的。如果有早孕反应，出现频繁的呕吐和反酸，一定记得要用清水漱口，中和胃酸对牙齿的腐蚀。如果加餐比较频繁，也要及时漱口。

另外，进食后建议咀嚼木糖醇口香糖，因为细菌代谢木糖醇以后不会产生腐蚀牙齿的酸，木糖醇是一种不会损坏牙齿的甜味剂，可以减少口腔内致龋菌的数量，对口腔健康有益。

准妈妈平衡营养、合理膳食，关乎宝宝牙齿发育

营养是身心健康的物质基础，孕妇的营养状况直接关系到胎儿的生长发育。在牙齿的发育阶段，营养缺乏可导致胎儿不可逆的改变，如牙齿钙化不全、牙釉质发育不全、错𬌗畸形、唇裂或腭裂、出生后易患龋病等。因此孕期合理饮食

对减少畸形、优生优育极为重要。

虽说宝宝一般都是出生半年左右才开始长牙，但实际上，一切早在怀孕期间就打下了基础。要想使宝宝的牙齿长得坚固，一定要从母亲妊娠时开始注意。宝宝的乳牙胚从母亲妊娠第2个月左右就开始发育，到妊娠4~5个月时，恒牙胚也开始发育。所以，准妈妈的健康和营养状况，与宝宝牙齿的形成和牙齿的质地好坏有着千丝万缕的关系。

孕妇合理营养和平衡膳食的原则是热量适宜、营养比例恰当。对于牙齿发育最为关键的营养物质是钙、磷、蛋白质、维生素A、维生素C、维生素D。如果食物中的钙摄入不足，身体就会调动孕妇骨骼中储存的钙，所以最好还是均衡饮食，保证钙的供应。另外，很多孕妇都会吃零食，要尽量少吃富含碳水化合物的零食，比如膨化食品，这些零食会对孕妇的牙齿产生不好的影响，瓜果、蔬菜和奶制品则是孕妇很好的选择。

妊娠不同时期的口腔治疗对策

妊娠期间如果出现严重的牙龈肿胀、出血，或者牙齿疼痛不适，一定要及时就医，千万要摒弃一些不科学的传统观念和旧俗，认为孕期不能就医，因为及时检查和治疗比在家硬撑着更好、更安全。

为孕妇制订治疗计划时，专业、有经验的口腔医生会考虑两个人的安全，一个是准妈妈，一个是发育中的胎儿，会权衡治疗的益处和可能对胎儿的影响。口腔医生在病情拿捏不准的时候，会请产科医生给予一定的指导和帮助，所以请孕妇及家属大可不必担心。妊娠的不同阶段口腔治疗方案是不同的。

妊娠的前3个月是胚胎器官正在发育与形成的关键时期，外来刺激如感染、药物、X线照射等会对胎儿造成不良影响，孕妇若在此阶段中经历牙齿疼痛以及对治疗牙齿产生焦虑与压力，容易发生流产。此阶段的口腔治疗仅限于处理急症。

妊娠的中期（4~6个月）孕妇和胎儿处于相对稳定的状态，是孕妇治疗口腔疾病的窗口期。如普通的洗牙、根管治疗、补牙和简单拔牙，都可以在此期间进行，但仍要尽量避免接受不必要的X线照射检查，不紧急的复杂治疗建议延至产后进行。

妊娠的后3个月进行口腔治疗也要非常慎重，因为此阶段子宫较为敏感，易受到外界刺激而收缩，可能诱发早产。另外妊娠期间孕妇可能并发有高血压或糖尿病，并且此时胎儿已经比较大，孕妇治疗时的坐姿和治疗时间也会受到不同程度的限制。

总之，只有遵循以上科学的指导建议，破除落后的传统观念，建立良好的口腔卫生习惯，并积极的实施，才是真正维护准妈妈们口腔健康的法宝。